◎实用的喂养知识◎同步的喂养指导◎科学的辅食添加◎合理的营养配餐◎悉心的育儿指导

宝宝健康成长计划

主编 李红萍

健康宝宝吃出来

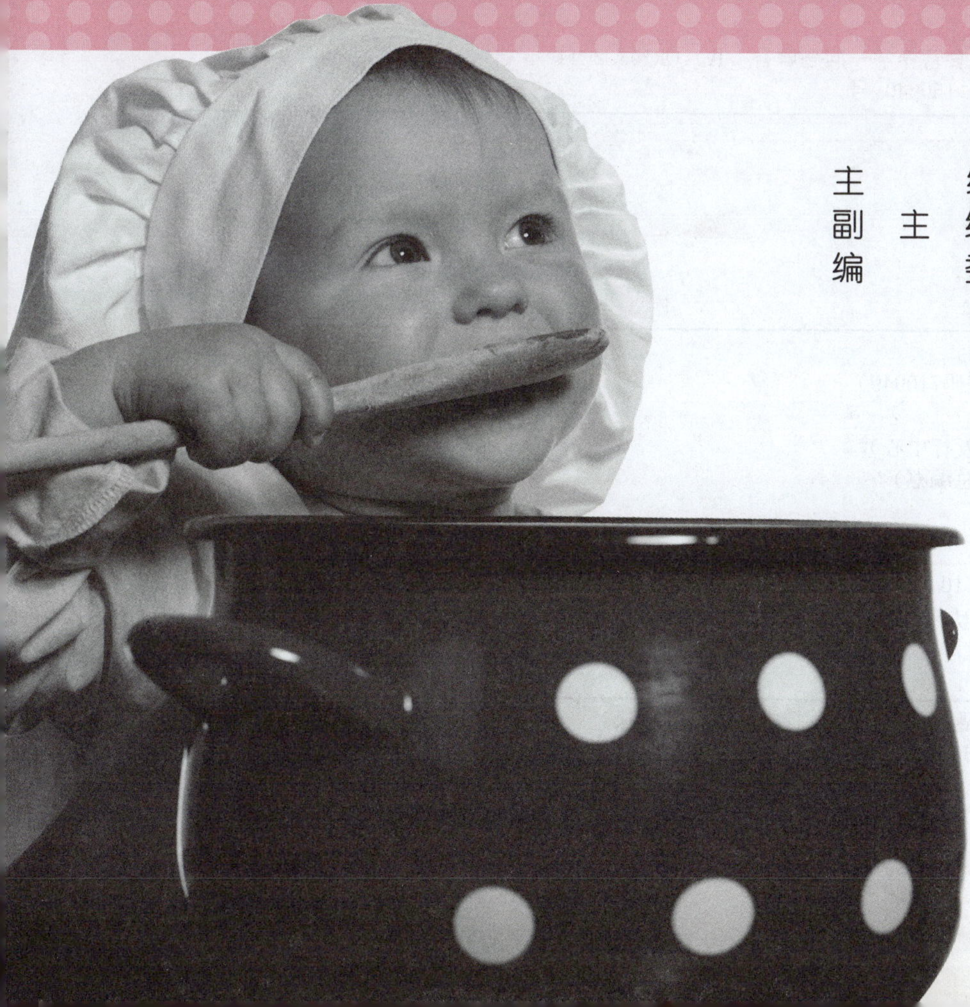

主　　编 李红萍

副 主 编 王　娟　谢英彪

编　　委 朱红萍　麻　倩　包桥生

武婷婷　朱　庆　鲍　琳

张艳娜　陆正娟

西安交通大学出版社

XI'AN JIAOTONG UNIVERSITY PRESS

内容提要

本书从婴幼儿的基础知识入手，以问答的形式对0～3岁宝宝的不同月龄的饮食及喂养进行了全面的解答，并根据不同月龄宝宝的生理特点列举了百余款简单易做、营养美味的益智宝宝餐，为宝宝的成长提供全方位的指导。本书内容丰富、专业权威、文字通俗易懂，适合大众阅读。

图书在版编目（CIP）数据

健康宝宝吃出来/李红萍主编. —西安：西安交通大学出版社，2011.12（2013.9重印）
ISBN 978-7-5605-3988-1

Ⅰ.①健… Ⅱ.①李… Ⅲ.①婴幼儿—饮食营养学—问题解答 Ⅳ.①R153.2-44

中国版本图书馆 CIP 数据核字（2011）第 150240 号

书　　名　健康宝宝吃出来
主　　编　李红萍
责任编辑　王华丽　王丽娜

出版发行　西安交通大学出版社
（西安市兴庆南路10号　邮政编码710049）
网　　址　http://www.xjtupress.com
电　　话　（029）82668357　82667874（发行中心）
（029）82668315　82669096（总编办）
传　　真　（029）82668280
印　　刷　陕西奇彩印务有限责任公司

开　　本　880mm×1230mm　1/24　印张 10　字数 132千字
版次印次　2012年1月第1版　2013年9月第2次印刷
书　　号　ISBN 978-7-5605-3988-1/R·179
定　　价　24.00元

读者购书、书店添货、如发现印装质量问题，请与本社发行中心联系、调换。
订购热线：（029）82665248　（029）82665249
投稿热线：（029）82665546
读者信箱：xjtumpress@163.com

写给家长的话

拥有一个健康、聪明、漂亮的小宝宝是每一位家长的共同愿望。在宝宝的成长过程中,无时无刻不浸透着父母的心血和深深的爱。养育一个活泼可爱的健康宝宝是一项崇高而神圣的事业。在漫长的育婴过程中,年轻的父母要随时关注宝宝的变化,为宝宝创造良好的生活环境,给宝宝无微不至的呵护,这样才能让宝宝充分享受快乐的每一天。

照顾好宝宝最基本也最关键的问题就是饮食,食物是宝宝健康成长的营养来源。年轻父母面对孩子的营养可能会有这样那样的诸多问题,本书专门针对0～3岁的孩子的饮食安排,为年轻父母提供了一个喂养宝宝的知识锦囊。

本书从宝宝的饮食特点谈起,对不同月龄、年龄宝宝的饮食安排作了详尽描述。本书作者是从事儿童保健工作多年的专家,他们多年积累的经验对年轻父母养育健康聪明的宝宝具有一定的指导意义。相信年轻父母能从这本书中吸取到喂养宝宝的丰富知识,衷心祝愿您的宝宝健康成长!

谢英彪

2011年10月

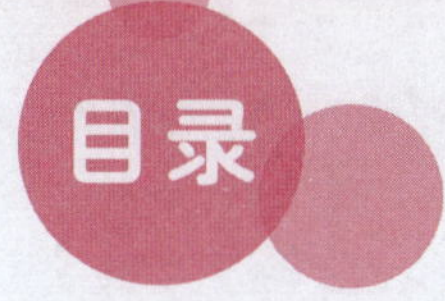

基础知识须知道

婴儿期生长发育的特征 /2
幼儿期的行为与饮食 /3
婴幼儿的饮食特点 /6
婴幼儿的热能消耗 /8
婴幼儿所需的三大营养物质 /10
维生素——宝宝不可缺少的营养元素 /13
宝宝不可缺少的生命元素 /18
宝宝所需的水量 /22
宝宝饮食中必需的膳食纤维 /23
啥是平衡膳食 /24
平衡膳食利于宝宝长身体 /26
均衡营养利于宝宝脑发育 /28
宝宝的平衡膳食谱 /29
宝宝膳食的合理烹调 /31
培养宝宝的饮食习惯/33

0~3个月宝宝的饮食安排

0~3个月宝宝的总食谱 /36
母乳——给宝宝最好的礼物 /37
母乳喂养有利于宝宝骨骼发育 /39
母乳喂养有利于宝宝智力发育 /40
母乳喂养有利于提高宝宝免疫力 /41
母乳喂养的要点及技巧 /44
母乳不足怎么办 /47
特殊情况下如何母乳喂养 /49
母乳喂养期间积极预防维生素K缺乏 /51
哪些情况下不宜哺乳 /52

黄疸宝宝如何母乳喂养 /52

警惕宝宝患牛奶蛋白过敏症 /55

躺着吃奶危害多 /56

4～6个月宝宝的饮食安排

4~6个月宝宝的总食谱 /58

宝宝吃饱了吗 /58

及时给婴儿添加辅食好处多多 /59

宝宝不爱吃辅食的原因有哪些 /61

如何让宝宝爱上辅食 /62

为过敏宝宝添加辅食有讲究 /65

宝宝长牙吃什么 /66

4~6个月宝宝精选食谱 /67

7～12个月宝宝的饮食安排

7~12个月宝宝的总食谱 /74

宝宝断奶何时最好 /74

宝宝只吃奶不吃饭怎么办 /76

断奶时期增强免疫力的食谱 /77

嚼过的食物喂宝宝危害多 /79

防偏食应从乳婴期开始 /80

合理膳食预防肥胖 /81

应当心宝宝过食性腹泻 /82

多大的宝宝可以吃零食 /83

7~9个月宝宝的合理配餐及精选食谱 /84

10~12个月宝宝的合理配餐及精选食谱 /99

目录

1~2岁宝宝的饮食安排

1~2岁宝宝的饮食安排 /116

如何教宝宝自己吃饭 /117

如何让宝宝爱上蔬菜 /120

为宝宝选择肉蛋类食物要适量 /122

白开水是宝宝最好的补水方式 /123

宝宝不宜喝的饮料 /125

宝宝偏食易得牙病 /126

如何纠正宝宝偏食 /127

1~2岁宝宝的合理配餐及精选食谱 /128

2~3岁宝宝的饮食安排

2~3岁宝宝的饮食安排 /164

培养宝宝良好的吃饭习惯 /165

为宝宝选择食品应注意的问题 /166

过食冷饮危害多多 /168

宝宝不宜吃罐头食品 /169

适量摄入纤维性食物好处多 /170

过食白糖危害多 /171

怎样吃零食才能让宝宝更健康 /172

宝宝不宜多吃的零食有哪些 /174

常吃糕点危害多 /176

常吃爆米花危害多 /177

适量摄入花生米好处多 /177

宝宝不宜常吃鱼松 /178

宝宝不宜吃太多的水果 /179

宝宝不宜吃太多的巧克力 /180

宝宝不宜常吃西式快餐 /182

低盐饮食保健康 /183

就餐方式很重要 /185

嗜食火腿肠危害多 /186

常吃食用菌好处多 /187

如何纠正宝宝挑食 /189

如何纠正宝宝异食 /190

宝宝厌食的原因有哪些 /191

为什么宝宝吃得好不等于营养好 /193

2~3岁宝宝的合理配餐及精选食谱 /194

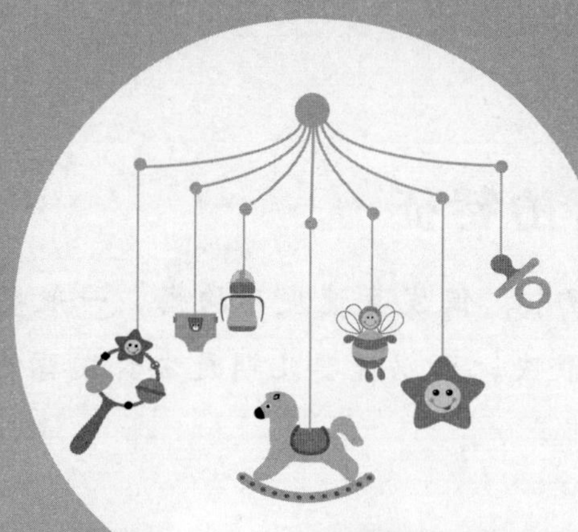

基础知识须知道

JI CHU ZHI SHI XU ZHI DAO

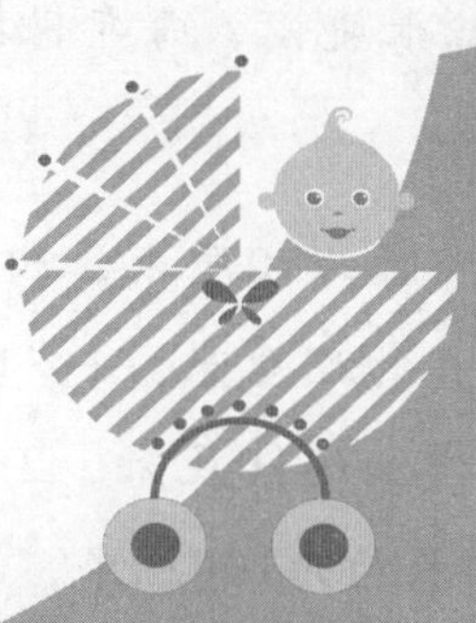

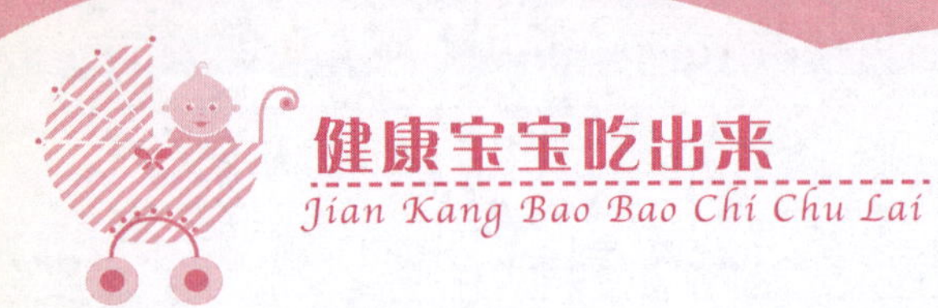

婴儿期生长发育的特征

婴幼儿机体总是处在生长发育的动态变化过程中，但发育速度不均衡，一般年龄越小，增长越快。在婴儿期，尤其是头6个月，生长最快，可以说婴儿期是生长发育的加速期。

体重

新生儿平均体重为3.0千克，6个月内平均每月增长0.6千克，至半岁时为初生体重的2倍。后6个月平均每月增长0.5千克，至1岁时增至9千克以上，超过出生体重的3倍。1岁后增长速度减慢，平均每月增长0.25千克，至2岁时体重约12千克，为出生时的4倍。2岁以后的体重增长更慢，每年保持增长在2.3千克左右，形成规律性的增长。

身长

婴儿出生时约50厘米，出生后头半年内共增长约16厘米，后半年内共增长不足9厘米，全年增长约25厘米。1岁时身长平均增至75厘米。在幼儿期身长增长的速度减慢，1～2岁全年增加约10厘米，2～3岁平均增加约5厘米，在整个幼儿期共增长25厘米，因此，3岁时身长约为100厘米，为出生时身长的2倍。

●头围、胸围、上臂围

新生儿头围平均为34厘米，1岁时增至46厘米，而第二年头围只增长2厘米，5岁时达50厘米。头围的大小与脑的发育有关。出生时胸围比头围小1～2厘米，1岁时与头围基本相等，并开始超过头围，反映出胸廓和胸背肌肉的发育。上臂围在出生后第1年内由11厘米增至16厘米，随后维持到5岁左右。

可见，婴儿期体格变迁的速度很大，而营养是保证婴幼儿生长发育的物质基础，每个细胞的增大和数目的增多，都需要大量蛋白质、脂肪、糖类、维生素、无机盐、水等作为细胞构成的最基本成分。与成人相比，一切营养物质不仅要供给能量及细胞组织更新的需要，而且要供给其生长发育的需要，因此，婴儿的营养需要不同于成人，按每千克体重计算，其营养需要比成人要多，且质量要好。婴儿期，尤其是出生后头6个月生长更快，这个时期营养需要量更大，要特别注意婴儿的合理喂养，预防营养不良。

幼儿期的行为与饮食

过了1周岁，婴儿进入幼儿期，此期是由以乳类为主食的婴儿食物向以谷类为主食，加蛋、肉、鱼、菜等混合的家庭膳食过渡的时期，也是一个人饮食习惯形成的关键时期。了解幼儿期的生理、心理特征及饮食需要的变化，才能做到幼儿的合理营养，保证其正常生长发育。

●体格发育

进入幼儿期后，婴幼儿生长发育速度减慢，因此，其对食物的兴趣及需要也减低，常表现为食欲下降，摄食减少，有些家长十分担忧，往往认为是幼儿有病或需要在正常膳食以外补充维生素和无机盐等。事实上这是该时期的正常发育现象。只要这一阶段持续的时间不长，不伴有昏睡、疲劳、易感染等营养不足的症状，就不用担心。

●技巧发育

幼儿已具备了对身体的控制能力，同时精细的肌肉运动也得到了发展。这一时期，幼儿开始能通过小管吸饮料，用杯喝水，用匙进餐，当口和手的动作能相互配合，协调动作以后便能独立进食。幼儿的好奇心很大，有时可能把注意力放在其他事物上而忘了吃东西，因而要注意引导，把他们的好奇心和热忱引导到有成效而安全的活动上，如玩面团、参加摆放桌椅等进餐前准备活动，以增进他们的食欲。

心理、行为特征

这一阶段的另一特点是心理方面的改变。孩子希望并需要独立，爱显示自己能独立行事的本领。因此，应该掌握他们的心理变化，不应强迫其做某件事情，包括强迫他吃东西，否则可能使其产生对食物的厌恶，而造成厌食的后果。有时他们会以不吃饭为手段，并以此来观察父母的反应，如果父母很焦虑，他们就借此来满足自己的要求。因此，容易养成许多不良习惯，如要人哄、喂、边吃边玩、不按时就餐、爱吃零食、偏食等，所以家长必须认清这些事实，正确处理。幼儿的模仿力很强，会极力效仿其父母的行为，父母的饮食模式对幼儿的饮食习惯影响很大，家庭其他成员应为孩子树立良好的榜样，使其摄食多样化的食物，并养成良好的进餐习惯，以得到充分的营养。

消化特点

进入幼儿期后乳牙陆续萌出，胃容量从6个月的200克增大至300克，消化酶功能和胃肠发育也较婴儿更为成熟。但较之年长儿童和成年人来说，其消化功能仍很弱，因所摄取的食物正从乳汁逐渐过渡到各种食物混合的固体膳食，而咀嚼和消化吸收的功能仍未十分健全，故一时还难以适应。因此，不应把幼儿视为已成熟的“小大人”，过早地让他们进食一般家庭膳食。在食物的选择及烹调方法上应注意幼儿的特点，供给其易于消化且营养丰富的食物，以免导致消化吸收紊乱，造成营养不良。

●营养需要的特点

1～6岁幼儿和幼童的营养需要与成人比较起来仍相对较高，这是因为在这一成长阶段中，其生长发育虽然不像婴儿期那样迅猛，但与成人比较，仍然是非常旺盛的。如1～2岁幼儿其能量需要量为每日4.6～5.0千焦，蛋白质需要量为35～40克，为其母亲的一半(轻度活动妇女每日热能供给量为9.6千焦，蛋白质为70克)，无机盐及维生素的需要量也约为成人的一半甚至更多。6岁这一年龄组的能量及蛋白质需要量约为其母亲的75%～80%左右。有的养育者往往按婴幼儿的体形大小来判断他们的需要，就会偏低估计他们的生理要求。由于幼儿有限的消化能力与机体所需相对大量的营养物质之间存在不同程度矛盾，在食物的选择、烹调、膳食安排上应注意幼儿的特点，以保证幼儿得到充足的营养，促进其生长发育。

婴幼儿的饮食特点

婴幼儿对食物有着较严格的要求。营养对婴幼儿来说，显得特别重要，既要求各种营养素齐全，还要求其优质。如果食物营养供应不足，轻则因营养不够而影响生长发

育，久之还可以发生营养缺乏疾病，由此造成消化不良，还容易导致其他疾病的发生。婴幼儿除了需要维持每日生理功能所需的能量之外，还需有更多一些能量来供其生长的需要。年龄越小，生长发育越快，所需的能量越多。一般说来，活动多的孩子，比活动少的孩子需要的能量多。食物中的米面(糖类)、肉(脂肪)和蛋(蛋白质)三种营养素可供给能量，而维生素、无机盐则不能供给能量。婴幼儿期的饮食特点如下。

●满足婴幼儿的生长发育

该时期婴幼儿正不断地生长、发育，所以每日必须供给足够的营养物质，特别是蛋白质、无机盐类，来满足身体构成新的组织的需要。

●适合婴幼儿的消化功能

婴幼儿年龄越小，相对需要的能量越高，而其消化机能又不完善。所以，在食物的形态上，一般婴幼儿只能适应流质，渐渐地改为半流质、软质食物。如果食物超过其消化机能，就会造成消化不良、腹泻等。

●营养素搭配合理

饮食安排中，不能只偏重一方面。例如，只重视蛋白质食品，而限制糖类的食品，这样营养就会失去平衡，从而发生某些营养素缺乏的疾病。

●注意调味

味香可口，能增进婴幼儿的食欲。要以食欲好、吃得饱、易消化为原则。

婴幼儿的热能消耗

婴幼儿的能量消耗主要决定于其体格大小、生理活动和生长速度。通常婴幼儿的热能消耗包括以下五个方面。

●维持基础代谢需要

婴幼儿时期基础代谢的需要约占总热能需要量的60％。由于婴幼儿体表面积相对较大，代谢组织所占比例大，故基础代谢率高于成年人。1岁以内婴儿每千克体重每日约需热能230千焦，随着年龄增长，需要渐减，到7岁时每千克体重每日约需热能184千焦，到12～13岁时约需126千焦，和成人相近。婴幼儿期基础代谢的消耗，男女间差别不大。

●生长需要

生长所需热能为婴幼儿所特有，每增加1克的体内新组织，约需18.4～23.8千焦的能

量。1岁以内增长最快，此项所需约占总热能的25%～30%。初生数月以内的婴儿每千克体重每日需要的热能可高达167～209千焦，1岁时约需65千焦，以后逐渐减低，1岁以上此项所需约占总热能的15%～16%，至青春期又增高。

活动所需

不同年龄组的婴幼儿、同一年龄组中不同个体、同一个体在不同的时间内所消耗的热能变化很大。活动所需热能决定于活动的类型、时间和强度。好动多哭的婴幼儿比年龄相仿的安静孩子，需要的热能可高3～4倍。初生婴儿只能啼哭、吮吸，需要热能较少，长大后能行动玩耍，则需要量增加，1岁以内婴儿每千克体重约需热能63～84千焦，到12岁时每千克体重约需126千焦。

食物特殊动力作用

食物特殊动力作用，即由于摄取食物而引起的机体能量代谢的额外增多。婴儿期约有8%的总能量用于食物特殊动力作用，但因食物不同而有差异，喂母乳者最低，而喂牛奶或混合喂养者较高。

排泄的热能消耗

每天摄取的食物不能完全吸收，有一部分食物未经消化吸收就排泄于体外。摄取正常食物的婴幼儿此项损失通常在10％以内。

以上五项热能的总和就是热能需要的总量。对婴幼儿来说，能量的需要存在个体差异，即使是体格、年龄、性别一致的婴幼儿，其能量需要也有所不同。生理活动、基础代谢的差异，以及个体利用能量的效率不同等都是可能的影响因素。在一般情况下，热能摄入量与热能消耗量是趋于平衡的，也即热能的消耗与机体的食欲相适应。当食入热能不足时，则儿童易感疲乏，逐渐不爱活动，以节约热能消耗。如较长时间供给不足，则使婴幼儿发育迟缓，体重不足。有人估测，每日需要量低于41.8千焦/千克，则可使生长受限。相反，能量长期摄入过多可导致增重、早熟，最终导致肥胖症及其他潜在性不良影响。

婴幼儿所需的三大营养物质

蛋白质

蛋白质是构成人体细胞和组织的基本成分，其含量约占人体总固体量的45％。宝宝不仅需要蛋白质补充损耗，而且还要用于生长，故对蛋白质的需要量相对较高。母乳哺

喂者，每千克体重每日需要2克蛋白质，牛奶蛋白质的利用率比母乳略差，故用牛奶喂养者约需3.5克。植物蛋白质的利用率更低，故婴儿若全靠植物蛋白质供给营养，则每日每千克体重需要4克。1岁以后供给量逐渐减少，直到大人的每日每千克体重需要1.1克蛋白质。缺乏蛋白质的宝宝常表现为生长迟缓，甚至智能发育障碍，长期蛋白质摄入不足，因血浆蛋白合成减少，常引起低蛋白水肿，严重时可导致死亡。反之，如果蛋白质摄入过多，将会有较多的含氮废物从肾脏排出，因此机体排出的水分增加，可引起慢性失水。当饮水有限时，将会出现低热(蛋白热)。

●脂肪

脂肪是提供机体能量的重要营养素。

由于现代人物质生活丰富，许多做父母的不再担心小儿营养不良，反而害怕他们营养过剩，因而不少家长经常对宝宝的饮食进行严格控制，长期吃低脂肪饮食，认为这样才有利于健康。实际上却影响了孩子的生长发育。小儿正处在生长发育时期，如果总吃低脂肪食物，就可能得不到正常发育所需要的营养。研究表明，孩子经常摄入低脂肪食物意味着热量低，极易产生饥饿感，能量供给不足，而且不能获得足够的维生素B_2、维生素B_{12}、烟酸及必需的无机盐和微量元素。过多的粗纤维食物会使5岁以下小儿发育迟

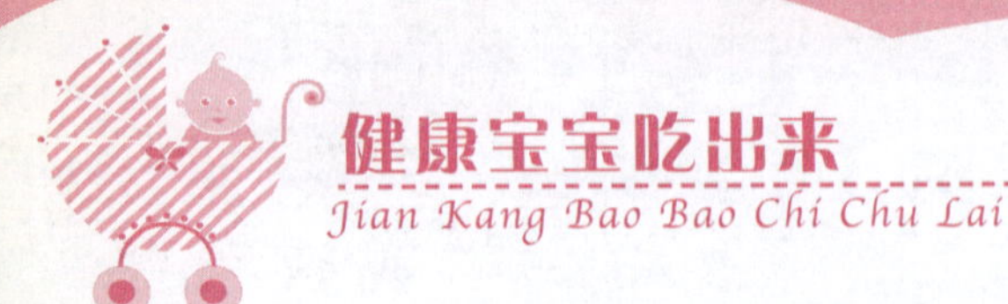

缓，特别是影响其骨骼肌肉的发育，导致体重、身长不足。因此，切忌长期给孩子喂食低脂肪食物，或喂食含有大量膳食纤维的饮食。

糖类

糖类是食物中的重要成分之一，由氢、氧、碳三种元素所构成，是人体最主要的供能物质。

婴儿糖类的供给量比大人相对要多。在婴儿膳食中，糖类所产的能量应占总能量的50%～60%。糖类供应过多，可在体内转变成脂肪储存起来，因此宝宝最初体重增长甚速。反之，若糖类供应不足，机体将动员脂肪来保证能量，脂肪动用过度，可引起酮中毒。机体还将通过氧化蛋白质来取得能量，从而引起消瘦，尿量增多，久之可导致蛋白质营养不良。因此足量的糖类有节约蛋白质的作用。

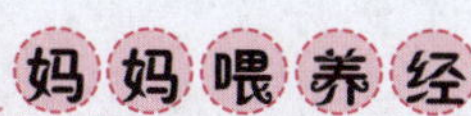

植物油的沸点较高，故能缩短烹调时间，使食物保持鲜嫩，它所含的不饱和脂肪酸也较多，故植物油的营养价值较高。烹饪时温度过高不但会破坏维生素A、维生素E和胡萝卜素，还会使不饱和脂肪酸氧化，从而降低其营养价值。高温可使脂肪酸聚合，其二聚体具有较强的毒性，且可能会致癌，因此油脂应防止过度加温，更要避免反复使用。

维生素——宝宝不可缺少的营养元素

维生素是维持人体正常生理功能所必需的一类有机物质，其主要功能是调节人体的新陈代谢，并不产生能量。虽然需要量不多，但因体内不能合成或合成的数量不足，故必须由食物中得到供给。维生素的种类很多，根据其溶解性可分为脂溶性(维生素A、

D、E、K)和水溶性(B族维生素和维生素C)两大类。脂溶性维生素可储存在体内，不需每天供应。脂溶性维生素排泄缓慢，缺乏时症状出现较迟，但过量易致中毒。水溶性维生素因易溶于水，其多余部分可迅速从尿中排泄，不易储存，故需每日供给，缺乏后症状迅速出现，过量时一般不易发生中毒。

●维生素A

维生素A的作用很广泛，缺乏时可导致夜盲。此外维生素A还与皮肤和黏膜的完整性有关，缺乏后可造成皮肤角化过度，黏膜干燥。缺乏后也可影响人体的免疫功能。维生素A主要存在于动物性食物中，以肝脏含量最丰富，其次是蛋黄和乳类。

●维生素D

常晒太阳可防止维生素D缺乏。除鱼肝油外，常用食品中所含的维生素D均不多，植物性食物中含量更低。实验表明，每天获得400国际单位维生素D，便能维持血液内正常水平。

●维生素E

又名生育酚，是一种黄色油状的脂溶性维生素。早产儿体内维生素E贮存量较少，

肠道吸收功能不足，而且血液中参与转运的脂蛋白浓度较低，更因生长迅速，需要量相对较多，故易产生维生素E缺乏。牛奶中维生素E的含量只有母乳的1/6，煮沸也可使之破坏，故人工喂养的早产儿特别容易发生维生素E缺乏。维生素E主要存在于各种植物油中，尤以玉米油含量较多，因其性质不稳定，储存过久或高温烹调均可造成维生素E的损失。

●维生素K

人体维生素K有两个来源：由食物中摄入；由肠道细菌合成。维生素K缺乏会妨碍凝血因子的合成，并导致出血倾向。在新生儿早期，因肠道中细菌甚少，合成的维生素K不足，可引起“新生儿出血症”。母乳中维生素K的含量只有牛奶的1/4，单纯依赖母乳喂养的婴儿，于生后4～8周，可出现“迟发性维生素K缺乏症”，值得引起重视。维生素K每日供给量为2毫克。因需要量少而且来源广泛，故除了肝、胆疾病以及某些特殊情况以外，宝宝缺乏维生素K并不多见。

●维生素B_1

维生素B_1存在于肝、肾、瘦肉以及糙米、全麦、新鲜蔬菜和豆类中，谷类在去麸皮和糠的过程中，维生素B_1损失很多，故长期吃精白米易致维生素B_1缺乏而患脚气病。食

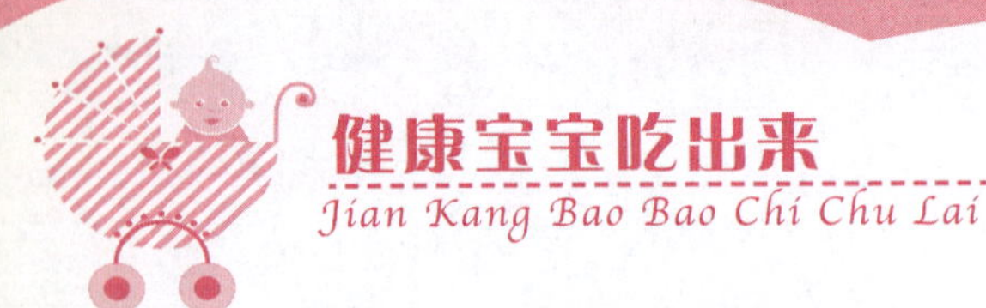

物中常含有抗硫胺素的因子，故食物储存过久可降低其中维生素B_1的含量。

●维生素B_2

维生素B_2缺乏可致生长停滞、口角糜烂、阴囊炎等。牛奶、鸡蛋、肝类均含有较丰富的维生素B_2，绿色蔬菜中含量不多。我国人民常以植物性食物为主，故维生素B_2缺乏并非少见。

●烟酸

烟酸具有广泛的生理作用。肉、鱼、禽类、绿叶蔬菜、花生、豆类均含烟酸。玉米含烟酸不多，且其中大部分呈结合型，不能为人体所吸收利用，故多食玉米可因烟酸缺乏而致癞皮病。

●维生素B_6

维生素B_6为人脑发育所必不可少。人类肠道中的细菌可合成维生素B_6，但尚不足以满足机体的需要，含维生素B_6较丰富的食物是肉类和鱼，乳汁中的含量与母体摄入量有关。谷物、蔬菜和坚果也含有少量维生素B_6，但加工和烹调均易造成维生素B_6的损失。人类缺乏维生素B_6后，可出现生长停滞、四肢无力、皮炎、贫血等症状，严重缺乏易致

惊厥，孕妇缺乏维生素B_6可影响胎儿的脑发育。

●叶酸

叶酸是广泛存在于绿叶蔬菜中的一种B族维生素，从病毒到人类都需要它。缺乏叶酸后可因核酸代谢障碍而导致巨幼红细胞性贫血。除绿叶蔬菜外，肝、肾、土豆等食物中叶酸的含量均较丰富，但加热及暴露于空气均易使之破坏。维生素C可保护它并使之还原成四氢叶酸。羊奶中叶酸含量很少，故若以羊奶为主食时可能发生巨幼红细胞性贫血。

●维生素B_{12}

缺乏维生素B_{12}将会导致叶酸的功能性缺乏。此外，还可引起神经原脱髓鞘，最初的症状是末梢神经受累，以后病变可逐渐累及大脑。患儿出现记忆力减退，肌肉萎缩和运动失调。维生素B_{12}主要存在于动物性食物中，植物性食物含量甚少。

●维生素C

维生素C易被人体所吸收，剂量越小吸收越完全，可在体内转变成草酸。维生素C能将叶酸还原成四氢叶酸，并使肠道中的铁保持两价，故与这两种营养素的吸收密切有关。维生素C主要存在于新鲜的蔬菜和水果中，植物中的有机酸及其他抗氧化剂可使之免

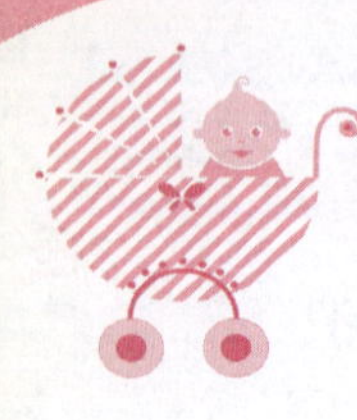

受破坏，按一般的烹调方法，其保存率约为50%～60%。母乳中维生素C的含量常与乳母的摄入量呈正相关。

其他

泛酸与蛋白质、脂类和糖类的代谢有关。泛酸在食物中普遍存在，且需要量甚微，故尚未发现缺乏的病例。生物素(维生素H)缺乏可造成皮炎。因生物素来源广泛，肠道细菌也可合成，故不易缺乏。

宝宝不可缺少的生命元素

钙

钙是构成骨骼和牙齿的主要成分。影响钙吸收的因素颇多，乳糖和多种氨基酸均可促进其吸收，维生素D可激活钙结合蛋白，是促进钙吸收的重要因素。反之食物中的植酸、草酸和膳食纤维均可妨碍钙的吸收。离子钙是多种酶反应的催化剂，在调节细胞膜的通透性和神经肌肉兴奋性，神经递质的释放，激素的分泌，血液的凝固，以及细胞黏附，心脏起搏点的节律等方面发挥重要作用。

磷

磷是重要的无机盐之一，主要储于骨和牙齿中，10%与蛋白质、脂肪、糖类等构成软组织。磷酸盐对调节维生素D的代谢，维持钙的内环境稳定具有重要意义。因多数膳食均有足量的磷供给生长和代谢所需，故很少缺乏。

镁

镁是细胞内主要的阳离子，吸收机理与钙相似，维生素D也起重要作用。正常人肠道对镁的吸收率一般约为30%。镁是多种酶的激活剂，与三大营养素的代谢，氧化磷酸化作用，核酸和蛋白质的合成，神经冲动的传导，肌肉细胞的收缩等生理生化反应有密切的关系。

钠、氯

氯化钠是人体最基本的电解质，但摄入过多的食盐往往有害无益。钠缺乏多因疾病所致，如慢性腹泻，反复呕吐，大量出汗，肾上腺皮质功能减退等，常伴低氯性碱中毒。钠过多常见于排泄障碍，或因补液中盐分过多，可致高钠血症及水肿。

钾

钾与细胞内渗透压及水平衡的维持有关。钾对维持心肌细胞的自动节律性、兴奋性和传导性是必不可少的。钾还参与糖原生成、肌肉蛋白质的形成等多种生化反应。食物含钾颇丰富。缺钾常发生于饥饿、腹泻、呕吐、肾上腺皮质功能亢进，以及过度利尿、大量出汗等病理情况。钾过多主要见于肾功能不良，也可发生于异型输血、挤压综合征、严重的组织创伤等情况。偶尔可因静脉补钾过多所致。因高钾常有典型的心电图改变，故诊断一般不难。

硫

硫是多种蛋白质、肝素、胰岛素的组成部分，在神经组织代谢、解毒机制中起作用。蛋白质缺乏所致的生长障碍可能部分是与含硫的氨基酸缺乏有关。

铁

凡是能与铁形成可溶性小分子络合物，如各种氨基酸、葡萄糖、柠檬酸等，均可促进铁的吸收，反之，能与铁结合成不溶性沉淀，如鞣酸、草酸、碳酸盐、磷酸盐等，则可妨碍铁的吸收。维生素C不仅能直接与铁络合，而且还由于其还原作用，故有利于铁的吸收。缺铁不仅造成贫血，而且还妨碍生长发育，导致注意力涣散、记忆力减退、理解

力降低、智能迟缓等系列神经系统症状。

铜

铜参与30多种酶的形成，故与铁的吸收、神经递质的合成，以及保护人体细胞免受超氧离子损害等方面均有重要意义。肝、肾、贝壳、豆类、坚果中均含有丰富的铜。谷物、蔬菜、水果的含铜量因土质而异。牛奶含铜较少，故以牛奶为主食的婴儿应注意铜的补充。

锌

人体中有100多种含锌的酶。缺锌可导致纳呆、生长减慢、性发育延迟、创伤愈合不良、免疫机能低下、皮炎、舌炎等一系列症状。凡是长期摄入不足(挑食、偏食、营养不良)、吸收障碍(慢性腹泻)、需要量增多(生长加速期、疾病恢复阶段)或排泄量增加(肾病、过度利尿等)，均可造成缺锌。

其他

碘主要用于合成甲状腺素，与人体的新陈代谢、体格生长和智能发育密切有关。海产食物和碘化盐中含有丰富的碘，而且易于吸收。

钴是维生素B_{12}的组成成分，并通过维生素B_{12}的作用而影响人体。

硒与维生素E有协同作用，地方性缺硒与克山病有关。

锰在蛋白质、DNA和RNA合成中发挥作用。动物实验表明，缺锰时，动物生长发育受累且伴有骨骼畸形。

氟在骨皮质和牙釉质中可形成坚硬且其有一定耐酸能力的氟磷灰石，从而发挥其增强骨的强度和防止龋齿的作用。氟的摄入量与饮水直接有关，摄入过多对人也有损害，可使牙齿失去光泽，出现黄色、棕褐色或黑色斑点，甚至使牙齿和骨质变脆，即斑釉症和氟骨病。

宝宝所需的水量

不言而喻，水很重要，所有的新陈代谢和体温调节活动必须要有水的参加才能完成。新生儿全身含水量约占其体重的75%，1岁时66%，以后渐趋恒定，大人水占体重的59%。

婴幼儿的排水量相对较大，与其旺盛的新陈代谢有关，容易发生水代谢紊乱。婴幼儿对水的需要量也较多，每日每千克体重水的需要量，乳儿为150毫升，以后每3岁减去

25毫升，9岁时为75毫升，大人为50毫升。需要注意的是，牛奶含蛋白质及电解质较多，故人工喂养儿所需的水量比母乳喂养者为多。饮水不足时患儿会感到口渴，伴有尿少、尿黄。如果补入的水过多，则可发生水中毒。

宝宝饮食中必需的膳食纤维

膳食纤维不仅防治便秘，而且对减少肠道中各种有害物质及致癌物质的吸收均有裨益。但过多的膳食纤维可妨碍铁、锌、钙等元素以及蛋白质的消化吸收。蔬菜、水果和薯类中含有丰富的膳食纤维，是人体所需的主要来源。

研究发现，膳食纤维虽然对人体没有直接营养作用，却是人体健康不可缺少的。例如，膳食纤维摄入量少，高血压、冠心病、脑血管病、糖尿病、胆结石、肥胖病和直肠癌发病率明显增高。虽然这些疾病大多数发病在成年，但其最初病理改变却发生在宝宝期，甚至婴儿期。因此，为了彻底预防这些疾病，从宝宝时期起就应该多吃蔬菜、水果、薯类和粗粮，以保证膳食纤维的供给。

现在许多宝宝吃蔬菜偏少，还有的家长给宝宝吃维生素片来代替蔬菜和水果，这是不可取的。新鲜蔬菜、水果中的营养成分绝对不是维生素片所能代替的。

妈妈喂养经

蔬菜种类繁多，按照颜色可分为绿色、黄色和无色蔬菜。绿色菜富含维生素C，还含有多种无机盐和膳食纤维。黄色菜富含胡萝卜素，还含有钾、镁等无机盐和膳食纤维。研究发现，同类蔬菜，颜色不同，营养价值也不相同。例如，紫色茄子的营养价值比白色茄子高，因为它含有丰富的维生素P，可以促进宝宝血管壁的生长，预防出血。又如，黄色胡萝卜比红色胡萝卜中的胡萝卜素含量高。

啥是平衡膳食

婴幼儿需要充足的营养才能保证其正常的生长发育，但不是让婴幼儿像“填鸭”似的吃得越多越好，而应该适当合理的安排膳食，以达到营养的平衡。

所谓平衡膳食，是指膳食的搭配必须满足并适合人体对各种营养素的需要。对于婴幼儿来说，平衡膳食就更为重要。要根据婴幼儿的不同年龄、生理需要适当进行配制，使其不致发生某种营养过少或某种营养过多的情况，从而影响健康。

平衡膳食的基本标准

◎ 蛋白质、脂肪、糖类三大营养素供能比例分别为12%～15%、30%～35%、50%～60%；

◎ 蛋白质中动物蛋白应占1/2以上，不饱和脂肪酸占脂肪总量的1/3；

◎ 蔬菜和水果主要供给无机盐与维生素，应保持经常搭配供给；

◎ 幼儿期一天两餐和点心(零食)的供给比例为早20%、午35%、晚30%、点心15%。

如果能够按照不同年龄的生理条件使所需要的总量达到上述要求，这种膳食就称为平衡膳食。在调配时，可以通过荤素搭配、米面搭配、配些豆制品补充等方式来达到上述要求。

虽然某些个体对过多的营养素(主要指能量性营养素)摄入可以引起终身肥胖，但婴幼儿在没有外界强加的过多膳食摄入情况下，具有调节能量摄入、使之配合生长发育及维持机体生存所需能量的能力。

平衡膳食利于宝宝长身体

在我国，目前1～3岁幼儿多以家庭喂养为主。受传统饮食习惯、生活观念和家庭文化层次的影响，幼儿喂养中存在许多不合理现象。有的营养过剩，小小年纪就成了小胖子。有的营养缺乏，面黄肌瘦。研究发现，要确保幼儿健康生长发育，保证三种营养供给平衡十分重要。

热能平衡

幼儿热能除满足基础代谢、食物特殊动力作用、肌肉活动消耗外，还需满足身体物质的增长需要和排泄损失。其相对需要量高于大人，一般每天每千克体重420～462千焦。如果能量供给过高，虽然保证了幼儿生长，但同时造成幼儿肥胖或超重，也可能会造成成人后肥胖潜在的体质代谢机制。

在幼儿喂养中，有些家长经常以满足宝宝的嗜好为主，而且有喂养次数过多、摄食过多的现象，如此，宝宝胃肠始终处于充裕状态，这对宝宝健康不利，喂养中须注意避免。

蛋白质平衡

幼儿处于生长发育期，当膳食中蛋白质供给不足时，会出现生长速度减慢或停止，以及食物消化吸收障碍，如腹胀、水肿、贫血等现象。而长期过量摄入蛋白质会引起便秘、肠胃病、口臭、舌苔增厚等现象，增加体内氨类毒副产物，加重肝肾负担，使钙的排出增加，影响幼儿生长。

幼儿对蛋白质的需要量相对较高，而且不仅表现在数量上，也表现在质量上。一般婴幼儿的供给量标准为每天每千克体重2～4克，2岁幼儿每天40克，而且动物性蛋白质、豆类蛋白质要在1/3以上，以满足对优质蛋白和必需氨基酸的需要。

钙平衡

钙长期缺乏，会使宝宝发育迟缓，出牙迟，出现钙抽搐、枕秃、钙圈、易烦躁、哭闹等现象，严重时会出现软骨病。我国2岁幼儿的钙供给量标准为每天600毫克。只要保证幼儿牛奶、豆制品、绿叶菜的供给，就能满足钙的需要。这里要强调的是，不能单靠补充钙剂或促钙吸收因子来增加幼儿钙的吸收，必须依靠整个膳食的平衡。

人体营养平衡是一种动态的平衡，幼儿期正处在长身体的时期，搞好平衡的关键是合理喂养。对幼儿来说，合理的喂养应是保证总量和优质品，多种类食物粗细、荤素合理搭配，多餐次且定时定量，以保持能量、蛋白质、钙的相对良好的平衡。

均衡营养利于宝宝脑发育

我们不仅要养育一个健康的宝宝，更重要的是要养育一个聪明的宝宝。对脑的健全发育起重要作用的有脂肪、维生素C、钙、糖、蛋白质、B族维生素、维生素A、维生素E八种营养素。同时，宝宝大脑发育有几个重要阶段，在这几个阶段中要给予相应的营养补充。

孕期是宝宝大脑细胞分化、数量增殖、结构形成的关键时期。胎儿在出生前已形成有140亿个神经细胞，细胞数量已达到顶点，出生后不会再进行增加，而只能是细胞质量的发展和提高。也就是说，胎儿如果在细胞增殖分化期就营养不足，出生后即使喂养再好，脑细胞数目也不可能达到正常水平。所以，孕期补充营养是切实可行的促进宝宝大脑发育的有效途径。

婴幼儿期是脑细胞数量调整、体积增大、功能完善、神经联结网络形成的关键时期。饮食中优质蛋白质、必需脂肪酸、多种维生素、微量元素和无机盐的摄入，是保证宝宝大脑正常发育的基础。

婴幼儿大脑发育十分迅速，脑重量出生时为390克，9月龄时已达660克。均衡营养有利于宝宝的脑发育。

宝宝的平衡膳食谱

乳和乳制品

乳类食品是优质蛋白质、钙、核黄素及维生素A等的重要来源。尽管幼儿期生长速度减慢，但对钙、磷等无机盐的需求仍较高。乳中钙含量丰富，且易于消化吸收，是幼儿骨骼生长和牙齿形成所需钙的重要来源。乳中蛋白质为优质蛋白质，又易于消化，赖氨酸含量相当高，是大米和小麦蛋白的极好的补充。因此，乳类食品是幼儿期重要的辅食品，不能从饮食中取消。1～3岁幼儿每日应供应牛奶400克左右，4～6岁学前儿童每日应供给250克左右。但也不应过量，因牛奶虽富含大多数营养素，但铁、维生素C等含量过少，饮用过量会影响对其他营养素的摄取。

谷类食品

谷类为幼儿期膳食的主食。谷类食品主要是供给热能和某些B族维生素，但由于其摄入量大，也是蛋白质及其他多种营养素的主要来源。选择谷类食品时，应注意品种不能过分单一，应将各种粮食掺和使用，如在大米、小麦等主食中加入少量玉米、小米、高梁、豆类、薯类等，如此可起到互补作用，从而提高蛋白质的营养价值并可改善口味。谷物与乳类、肉类、蛋类等动物性食品搭配，蛋白质的质量也大大改进。米、面等食品的加工应粗细适宜，一般以选标准米、标准面为宜。

●糕点、快餐类

市售的多数糕点食品其主要成分为粮谷类，这类食品主要提供能量，在营养上达不到正餐的水平，不能代替正餐，故有时可以作为幼儿主餐间的能量补充，而不能作为主食。近年来由于强化食品的发展，一些糕点强化了易于缺乏的营养素，如维生素A、维生素D、B族维生素、铁、锌、赖氨酸等。在选择这类食品时，应根据幼儿目前各种营养素的摄入状况而定，以免某种营养素摄入过多。

●肉、禽、鱼、蛋及大豆类

蛋白质对幼儿是非常重要的营养素。肉、禽、鱼、蛋等动物性食物不仅含蛋白质丰富，且所含为优质蛋白质，含必需氨基酸数量多，种类全，最利于幼儿生长发育，每日膳食中应安排一定数量。大豆类食品，如豆浆、豆腐、豆腐干、千张等，所含亦属优质蛋白质，其赖氨酸含量较丰富，可以补充谷类食品中赖氨酸的不足，将豆类和谷物蛋白质结合使用，其蛋白质价值接近肉类，用其代替也能满足幼儿对蛋白质的需要。一般要

求动物类和豆类蛋白质的摄入量能够达到总蛋白质摄入量的50%。

蔬菜、水果类

蔬菜、水果是维生素C、β胡萝卜素、维生素B_2等多种维生素和无机盐的重要来源，是幼儿不可缺少的食物。新鲜蔬菜维生素C含量高，绿叶蔬菜含量更高，故幼儿膳食中应多选择绿叶蔬菜和红、黄色果蔬。除维生素外，果蔬还能提供一定量的铁和钙，但吸收利用率较差。如能同时吃些肉类，则会大大增进蔬菜中非血红素铁的吸收率。果蔬还含有多种微量元素，这也是很重要的。另外，果蔬体积大，纤维素多，利于疏通肠道，有助于防止便秘。水果还能刺激婴幼儿食欲，有利于消化，给幼儿适当供应，是很有必要的。给幼儿选择蔬菜时，应着重考虑其营养价值和新鲜程度。要尽量选用既经济，营养价值又高的新鲜果蔬，不宜用罐装食品及存放过久的食品。

宝宝膳食的合理烹调

幼儿食物的烹调，首先应注意与其消化功能适应。3岁以下幼儿的食物应当细、软、碎、烂，不宜食用刺激性和过于油腻的食物。4～6岁幼儿消化能力逐渐增强，食物要做到软硬适中，逐渐接近成年人的膳食。

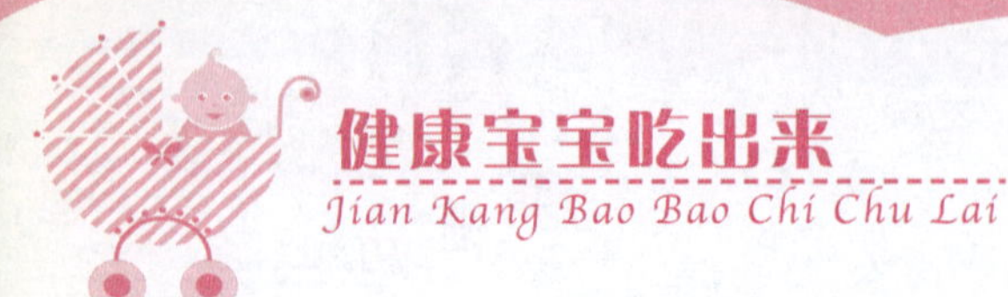

食物的烹调还应做到调味可口，外形美观，色泽和谐，香味扑鼻，经常变换花样品种，以兴奋食物中枢，引起胃液分泌，促进幼儿食欲。

在烹调时也要注意尽量减少营养素的损失。

◎ 淘米时间不宜过长，次数不宜过多，水温不宜过高，淘米过后不宜浸泡，以减少B族维生素及其他营养素的损失。

◎ 蔬菜应先洗后切，临做菜时再切，尽量减少用水浸泡的时间。

◎ 烧汤时应煮开后再加菜叶，时间不能太长，以减少维生素C的损失。

◎ 幼儿最好食用蒸饭或焖饭，不要吃捞米饭，避免营养物质由米汤流失。

◎ 煮稀饭、蒸馒头时应不加或少加碱，以免破坏水溶性维生素。

◎ 豆腐等豆制品很适合幼儿食用，但不宜用油煎炸，否则既破坏营养素又不利于消化。

◎ 烹调菜肴可酌量加醋，以防止维生素C、维生素B_1、维生素B_2等氧化，并可促进钙、磷等无机盐的吸收，提高营养价值。

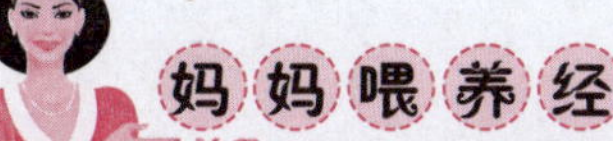

◎ 应避免幼儿食用带刺激性的食品，如酒、咖啡、浓茶、辣椒、胡椒等。

◎ 整粒的硬果如花生、核桃、豆类等须经磨碎或制酱后供幼儿食用。

◎ 油腻及油炸食品如有必要仅宜少量供食。

◎ 巧克力、麦乳精等含脂肪、糖太高的食物可致胃呆滞，影响幼儿食欲，从而减少其他营养素摄入，宜少食。

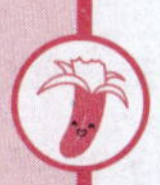

◎ 应尽量利用新鲜食品，少选用半成品和熟食，如火腿、红肠。

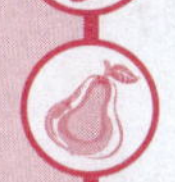

◎ 幼儿口味以清淡为好，不应过咸，食品中不宜多放味精、色素、糖精等调味品。

培养宝宝好的饮食习惯

婴幼儿饮食习惯的好坏，关系着婴幼儿营养状况及今后的健康。

◎ 引导幼儿养成定时、定点、定量进餐的习惯，做到不挑食、不偏食，少吃零食，不过食。

◎ 充分咀嚼，专心进食，这样可使胃液按时分泌，营养平衡，消化良好。

◎ 成人以身作则，给幼儿树立良好榜样。

◎ 不可强迫婴幼儿进食。如违背婴幼儿的意愿喂养，容易产生反抗心理，造成神经性厌食。

◎ 婴幼儿拒吃某种食物时不应该惩罚幼儿，应循循善诱，鼓励其尝试，并改变烹调方法，设法使婴幼儿接受。如在饥饿时给以新食品，往往会收到好效果。或进餐时让挑食的孩子坐在不挑食孩子身边，可促进挑食者去尝试各种新食品。

◎ 吃过多零食，会影响婴幼儿食欲，且很多小吃食品在营养上达不到正餐水平，不能代替正餐中提供的营养素。因此，家长不能迁就、溺爱孩子，不要让孩子养成吃零食的习惯。

◎ 幼儿胃容量有限，每餐食量不应过多。食物太多，不能充分消化，易致消化功能紊乱，同时过食是造成肥胖的原因之一。

◎ 要逐渐教会幼儿用杯、匙、碗自食。

◎ 养成良好饮食习惯，将终身受益。

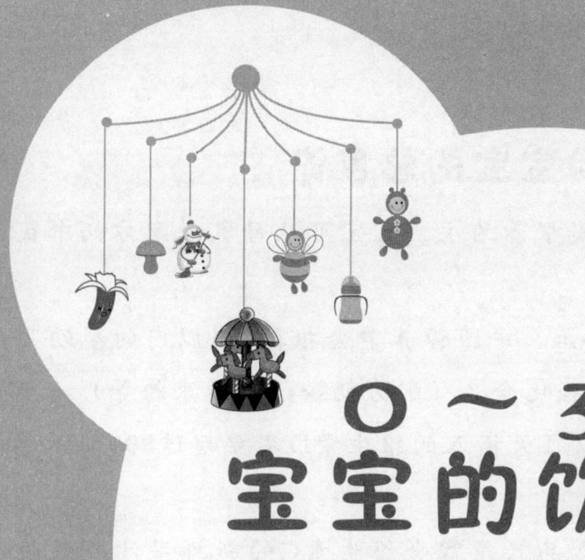

0～3个月
宝宝的饮食安排

BAO BAO DE YIN SHI AN PAI

0～3个月宝宝的总食谱

◎0～3个月的宝宝以母乳或其他乳类喂养为主，宝宝可从母乳或配方奶中获得充足的热量和营养。

◎补充维生素D应从出生后第3周开始。中国营养学会推荐2岁以内的婴幼儿每天需要维生素D 400国际单位，包括维生素D强化食品（配方奶粉、营养米粉等）、鱼肝油及紫外线暴露所获得的维生素D。同时建议每天摄入的维生素D不要超过800国际单位，避免引起过量。

◎从2个月开始，能够添加的辅助食品只是富含维生素C的新鲜果汁或果蔬汁，如鲜苹果汁、鲜橙汁、苹果胡萝卜汁等。刚开始添加时，可先在果汁中兑水，每次喝一汤匙，逐渐增至2～3汤匙。每天上、下午各喂1次，6个月后可饮用纯果汁。果汁加热时间不宜过久，温度不宜过高，以免维生素C被破坏。尽量让孩子多次、反复尝试不同口味的果汁。因为，均衡的营养来自不同的水果，这样可帮助建立多样化的良好饮食习惯。若发现宝贝皮肤过敏或出现腹泻，应暂时停止喂食。

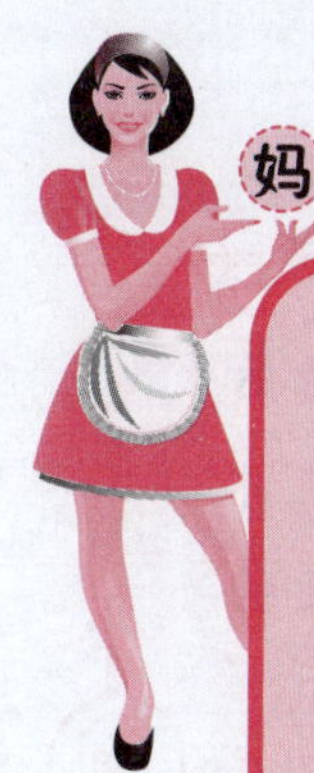

妈妈喂养经

婴儿早期喂养原则上应该做到按需喂养，但属于营养过度的婴儿则应该有所控制。有些父母担心孩子吃得太多会导致肥胖，虽然说3个月以内稍有肥胖，可能会对将来造成肥胖的可能性，但是大部分3个月以内的婴儿属于一种暂时的肥胖，只要生长发育正常，一般不会造成终身肥胖，所以不必担心宝宝吃多了。

母乳——给宝宝最好的礼物

母乳是宝宝生后4～6个月内的最佳营养食品。母乳为母亲气血所化生，是婴儿最适宜的天然营养品，也最适合宝宝生长发育的需要。婴儿出生后，能够得到母乳喂养，是人生健康的第一步。

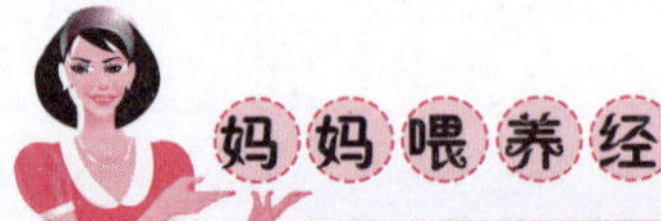

妈妈喂养经

尽早开奶。母乳经新生儿吸吮后即会下奶，故宜在出生后半小时内尽早母乳喂养。此举不仅仅是因为初期的母乳含抗体等多种成分，而利于提高婴儿的免疫力，主要还是为了母乳的早来、多来，同时还大大利于产妇的康复。

喂奶前忌喂糖水。因为糖水比母乳甜，喝惯较甜的糖水会大大的影响新生儿对母乳的吸吮力。

按需哺乳。哺乳不定时，宜新生儿随饿随喂。如此既有利于母乳的分泌，也有利于婴儿健康。

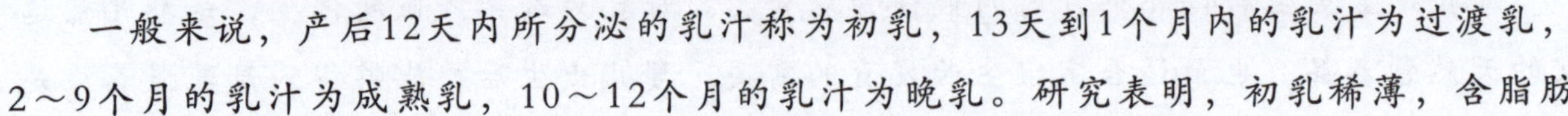

一般来说，产后12天内所分泌的乳汁称为初乳，13天到1个月内的乳汁为过渡乳，2～9个月的乳汁为成熟乳，10～12个月的乳汁为晚乳。研究表明，初乳稀薄，含脂肪

少，正适合初生儿消化能力较弱的特点。随着婴儿月龄逐渐增长，乳汁也变得浓稠，内含大量的蛋白质、脂肪、糖类等营养物质，并且他们的比例适当，其所含的钙磷比例也十分适当，均十分有利于宝宝的消化吸收。年轻妈妈应坚持给宝宝母乳喂养。

母乳喂养有利于宝宝骨骼发育

母乳中的钙质最容易吸收，因此吃母乳的宝宝骨骼发育较好。而好的容貌与骨骼的发育有很大的关系，因为骨骼的发育决定脸形及体形。那些窄小而紧缩的脸、拥挤的牙齿、凸起的前额、几乎没有的下巴、圆的肩膀、凹陷的胸部，都是钙质吸收不足所造成，非常影响一个人的外貌。

在一项研究中，仔细测量327个人的脸部骨骼，他们骨骼发育的情形，与哺育母乳的时间长短有关。从来没有吃过母乳的人脸部的发育最差，只吃过3个月母乳的人比完全没有吃过的人好一些。吃母乳的时间越长，脸形的发育越好。科学家们强调，一个人即使超过25岁，吃母乳的优点仍然很明显。他们的结论是：出生后6个月内吃母乳可以决定日后的脸形。吃母乳的宝宝必须用力吸吮，脸部的肌肉运动量大，因此其脸形比喝牛奶的宝宝发育得更好。

母乳喂养有利于宝宝智力发育

智力发育受多种因素影响，其物质基础是足够数量的、发育和功能良好的神经细胞。而神经细胞的特点是已分化不能再进行增殖的细胞。胎龄18周至出生后2周岁是大脑发育的关键时刻，而最关键时刻是怀孕后期3个月至出生后6个月，主要是婴儿哺乳期。婴儿期是宝宝大脑发育最快的时期，故保证此期的营养供给是相当重要的，而此期最有利于婴儿脑细胞发育的是母乳。

◎ 母乳中蛋白质主要是乳清蛋白、酪蛋白等，其中以乳清蛋白含量最高，其生物利用率高，能保证婴儿期神经细胞快速发育所需的蛋白供给，而且母乳中含有利于脑细胞发育的物质如牛磺酸等。

◎ 母乳中含有免疫球蛋白、补体、溶菌酶、乳铁蛋白等，这些能增强婴儿对疾病的防御能力，避免疾病对婴儿体格和智力发育的影响，保证智力的正常发育。

◎ 母乳中含有多量的不饱和必需脂肪酸，花生四烯酸、二十二碳酸等长链多价不饱和脂肪酸均高于牛奶，而这些是中枢神经系统的重要成分，对脑发育、神经髓鞘形成具有重要作用。母乳中胆固醇含量是牛奶的3～4倍，并且易于吸收，而胆固醇是形成神经

髓鞘所必需的，对发育中的脑细胞具有重要作用。

◎ 乳糖是母乳中糖类的主要成分，能保证脑细胞的能量供给，其能促进肠内钙的吸收，且母乳中钙磷比例适宜，从而可减少佝偻病的发生及其对智能的影响。

◎ 母乳中铜、铬含量及初乳锌的含量均较牛奶丰富。母乳中铁的含量虽不高，但其吸收利用率可高达50％，故比其他乳品喂养的婴儿患缺铁性贫血的少，从而避免缺铁对智力的影响。锌在人体内参与氨基酸、蛋白质和核酸的代谢和细胞分裂，是婴儿智能发育所必需的，母乳特别是初乳中锌的含量高，一般能满足婴儿的需要。

◎ 同时母乳喂养过程本身也是对宝宝大脑的良性刺激，母子肌肤相亲的种种交流是用奶瓶人工喂养难以比拟的。实际上母乳喂养可开发宝宝感知、激发其人类独有的感情和高级神经中枢的综合活动，其促进宝宝智力发育的作用不可替代。

母乳喂养有利于提高宝宝免疫力

◎ 初乳和成熟乳中有丰富的吞噬细胞和分泌型免疫球蛋白A，它的产生是因为乳母体内存在着一种特殊的“肠道乳腺循环”。它具有抗呼吸道和肠道细菌感染的作用，保护婴儿健康成长。此外，母乳还含有溶菌酶、乳铁蛋白、巨噬细胞、嗜中性粒细胞、T淋巴细胞、B淋巴细胞、补体、抗葡萄球菌因子和双歧因子等抗感染物质。

◎ 母乳本身不易引起婴儿过敏，而且可避免喂养工具(如奶瓶、橡皮奶头等)带来的人为污染，对婴儿起保护作用。

总之，母亲应自己动手护理婴儿，让婴儿吃自己的奶，坚持纯母乳喂养4～6个月。这样，无论从营养或预防疾病角度看都大有益处。婴儿慢慢长大须有个逐步的适应外界环境的过程，因此，宝宝4～6个月后，继续喂母乳仍具有帮助宝宝防病治病的作用。

妈妈喂养经

当母亲经常给自己宝宝换尿布、喂奶、爱抚婴儿时，婴儿身上的微生物，包括细菌、病毒等被母亲双手接触沾染，母亲经口吃下这些微生物，经母亲肠道吸收，成为一种抗原。母亲肠道黏膜下有淋巴结，淋巴结内有淋巴细胞，淋巴细胞能产生抗体，这种抗体是特异的，能专门对抗乳母吃下去的微生物。这种抗体就是分泌型的免疫球蛋白A。它在母亲体内由肠道进入血液中，随母亲血液循环再运送到母亲的乳房内，再由乳汁排出，婴儿吃了母乳就有抵抗自身微生物的抗体，因而就可防治疾病。这个过程就是“肠道乳腺循环”。

母乳喂养的要点及技巧

◎ 妈妈在喂奶之前要把手洗干净，然后再用温开水擦洗两个奶头，这样既保证了婴儿的口腔卫生，又可避免妈妈发生乳腺炎。

◎ 喂奶时，妈妈和婴儿采取的姿势有很多种，重要的是尽可能使妈妈和婴儿都感到舒适，以充分享受喂奶的满足感。最好的姿势是喂奶时，妈妈坐在一个稍微低一点、舒适一些的靠背椅上，喂奶一侧的脚蹬在一个小凳子上，让婴儿头高脚低地躺在妈妈的怀里吃奶。在晚间，妈妈侧身斜卧，把婴儿抱在怀里喂奶也行。

◎ 婴儿天生就会吸奶，但有时也会遇到困难，需要妈妈的帮助，一般常用中指和示指压住乳晕的两侧，把乳头送入宝宝口中，并让婴儿吸吮整个乳晕部分，这样，既可避免乳房堵住宝宝的鼻子，影响呼吸，也可避免乳汁流得太急，呛着宝宝。

◎ 喂奶时，最好每次将一侧乳房的乳汁让婴儿吸完，然后再吸另一侧，下次则先吃上次未排空的一侧，这样，既可使乳汁的分泌增加，也可避免妈妈一侧乳房过度胀满感到不舒服。

◎ 喂奶时间以15～20分钟最为合适，不要拖得太长，因为吃奶对婴儿来说是一项费劲的活动，时间太长，他是会疲劳的。

◎ 喂奶中，婴儿可能有几次间歇，不要以为是吃饱了或者是睡着了而中断喂奶，妈妈不妨用手动一动宝宝的脸蛋，捏捏耳朵或鼻子或弹弹脚心，使他继续吃奶，避免让婴儿养成边吃边睡或含着奶头入睡的坏习惯。

◎ 哺乳完毕后用手指轻压婴儿下颏，将乳头轻轻拔出。切忌在口腔负压的情况下拉出乳头，否则易造成局部疼痛或皮肤破损。然后可挤出少许乳汁均匀地涂在乳头上，因乳汁中丰富的蛋白质及抑菌物质对乳头表皮有保护作用。然后将婴儿竖直，头部紧靠在母亲肩上，用手掌轻拍其背部以帮助其空气呃出。

◎ 哺乳后一般应将婴儿保持于右侧卧位，以防止呕吐后造成窒息。

◎ 每次喂完奶后，妈妈要将奶头擦干，最好将一块清洁的布垫在乳罩内，以保持干燥。奶浸湿后，即加以更换，保持清洁。

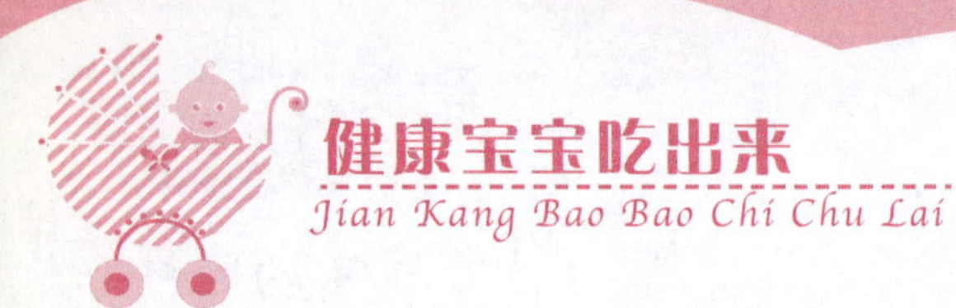

妈妈喂养经

哺乳的母亲生活需要有规律，保持心情愉快，营养充分，尤其是蛋白质、热能与足量的维生素B族与泌乳量有关。

要注意乳头卫生，从妊娠后期就要每日擦洗，紧缩的乳头应设法拉出，这样可以避免婴儿吸吮困难和发生乳头皲裂。

喂奶的时间要有一定的间隔，但不必限制过严。

每次喂奶时要将一侧奶完全吃空，再换另一侧。这是因为乳汁成分在喂奶过程中有变化，最后分泌的部分乳汁中脂肪量较高。

母乳不足怎么办

当母乳不足时，婴儿会出现常想吃奶，睡不熟，好哭，体重减轻，皮下脂肪变少等，甚至发生饥饿性腹泻。发现母乳不足时应该：

◎ 乳母情绪要稳定，要愉快，要休息好；

◎ 乳母要吃易消化营养丰富的食物；

◎ 让宝宝每次吃奶要吸空乳房，如有乳头凹陷或破裂，应及时加以治疗；

◎ 用中药发奶，针炙乳根、膻中、少泽等穴位，可使乳汁分泌增加；

◎ 采用了多种方法，乳量仍不足者，应考虑混合喂养或人工喂养，但这是下策。

采取混合喂养或人工喂养时，应注意以下几点：

◎ 对小月龄的婴儿，可以先喂约10分钟的母乳，然后补喂一定量的鲜牛奶，这样既先吃完高营养价值的母乳，又补充了优质蛋白的不足；

◎ 如婴儿吃完母乳后，不肯再吃乳类食品，而母乳在间隔一次不哺喂后，奶量还够吃一次时，就可以采取一顿纯吃母乳，下一顿完全喂牛奶或其他代乳食品的间隔喂法；

◎ 也可根据母亲工作情况或其他原因，安排早、晚吃母乳，白天喂1～2次乳类或其他代乳食品；

◎ 如母乳不太缺少，就可以一次喂纯母乳，下次喂母乳后加喂一定量的代乳品的间隔喂法，或多吃几次母乳，而其他乳类或制品只喂1～2次；

◎ 个别婴儿如吃母乳后不肯吃其他乳类或代乳品，而母乳又不够吃饱一顿时，可采取先吃牛奶后吃母乳的办法；

◎ 补充奶类或代乳品的用量，要根据母乳缺少的情况来定，可以先采取一定量试喂，如果婴儿能全吃掉，可以再试加一些，只要吃后有饱的表现，而且消化也正常就可以了，根据月龄的增长再适当调整用量。

妈妈喂养经

如果乳儿哺喂后能安静入睡，体重按正常速度增加，而且吸吮时能听到咽乳的声音，则表示乳量充足，反之，表示乳量不足。生后最初2个月内可每周称一次体重，以后每2周或每个月称一次。正常婴儿每次摄入的奶量可有较大的波动，故不宜在每次吃奶前后称体重，以免引起乳母的精神紧张或过早地补充牛奶。

特殊情况下如何母乳喂养

◎ 早产低体重儿出生后，需要住院特别护理。在住院期间，妈妈有奶宝宝吃不上，容易导致乳汁分泌减少，即回奶。处理方法是，将奶挤在干净的瓶中带去医院给婴儿吃。

◎ 有些母亲产后生理不适应，食欲低下，容易疲劳，常常睡眠不足，因而影响了宝宝喂奶。这时，丈夫的作用就显得非常重要了。除了承担大部分的家务，帮助带宝宝外，还应该多陪护、体贴妻子，而妻子应将抚育宝宝作为一件辛苦而又快乐的事情。

◎ 有些妈妈因乳头皲裂不给宝宝喂奶，这种做法欠妥。因为乳头裂伤多是一侧，可以让婴儿多吃另一侧，让受伤一侧的乳房多休息，过1～2天可能就会好转。平时应注意乳房的卫生，防止乳房裂伤。

◎ 脂肪消化不良或腹泻的婴儿临床表现为大便次数多，大便稀薄，化验正常或含有脂肪滴。这些婴儿可以继续进行母乳喂养，但建议哺喂前5分钟的乳汁，以免后阶段乳汁中的高脂肪加重脂肪消化不良，使腹泻愈加严重。母亲应将剩余部分的乳汁挤出，这一方面可使婴儿在下一次哺乳时仍能吃到脂肪含量最低的乳汁，另一方面乳房排空后能促进乳汁的分泌，乳房中的乳汁未吸空反而会抑制泌乳。宝宝一旦大便正常，就应哺喂全

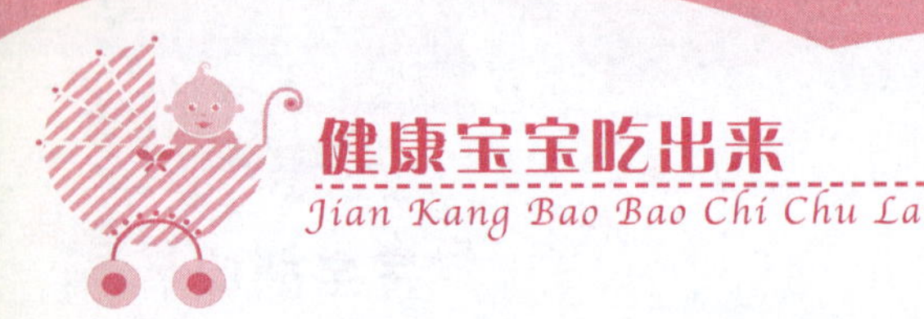

程的乳汁，以免长期摄入低脂肪含量的母乳而引起热能供给不足造成营养不良。此外，母乳中脂肪的含量个体差异很大，而且与饮食中的脂肪含量密切相关，所以，遇到婴儿腹泻时，母亲膳食中应适当控制脂肪的摄入。

◎ 营养不良的婴儿多数胃口差，吸吮力弱，往往不能吸空一侧乳房的乳汁，因而吃不到蛋白质含量较高的后半部分乳汁，长此以往会影响蛋白质的摄入，不利于及时纠正营养不良。这类婴儿如果脂肪消化功能正常，建议母亲先挤出前1/3的乳汁，让宝宝吸吮后2/3的乳汁，这样，既保证足够的蛋白质摄入，又提供了丰富的脂肪作为热能，有助于营养不良的治疗。

◎ 妊高征是产科常见的妊娠并发症，对于妊高征患者产后母乳喂养问题，许多医院作了研究。结果证明，妊高征产妇产后3～5天，与正常产妇具有相同的泌乳能力。实验还证明，哺乳可增加具有产后镇痛、血压调节等作用的内啡肽等物质，对产妇康复是有利的。所以，妊高征产妇只要不是子痫，并且没有严重并发症，心、肺、脑、肾等功能正常，可正常进行母乳喂养。

◎ 乙型肝炎病毒携带者在我国高达10%左右，实验证明，“三阳”患者乳汁排毒率达100%，“双阳”患者乳汁排毒率可高达75%～100%，单纯表面抗原阳性者乳汁排毒

率为46.4%。因此，“三阳”和“双阳”的母亲不宜哺乳。

母乳喂养期间积极预防维生素K缺乏

单纯母乳喂养，尤其是在哺乳母亲自身体内维生素K缺乏的情况下，婴儿可能会因维生素K缺乏而引起消化道黏膜及颅内等部位出血。母乳喂养引起的维生素K缺乏性出血现象发生于婴儿出生后24天～3个月之间，通常称之为晚发性出血，其临床特点为出血时间正常而凝血时间延长，血小板计数正常而凝血机制出现障碍，输新鲜血或静滴维生素K可迅速止血，晚发性维生素K缺乏致出血对婴儿健康十分不利，可引起贫血，肝肾功能障碍、心力衰竭、昏迷等危象，抢救不及时会有生命危险。

为保证婴儿健康生长发育，母乳喂养期间应积极预防婴儿晚发性维生素K缺乏症的发生，主要措施如下：

◎ 新生儿出生后要早喂奶，早喂奶可促进肠道菌群形成，有助维生素K的合成；

◎ 哺乳母亲应多食绿色蔬菜、黄豆、肝脏、蛋黄等含维生素K较多的食物，提高母乳中维生素K的含量；

◎ 掌握正确喂奶方法，后半部分母乳所含维生素K明显多于前半部分母乳，故喂奶

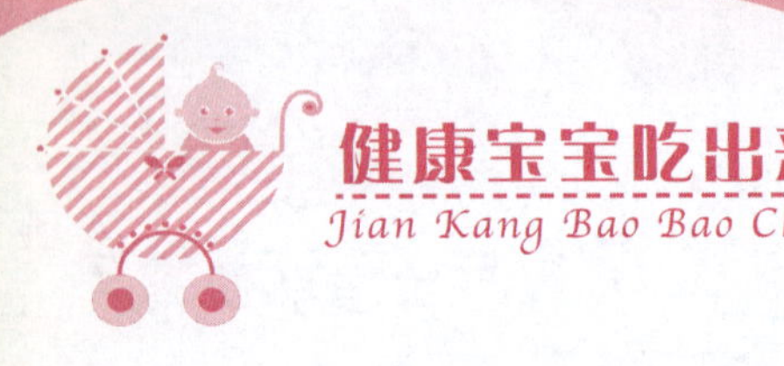

时应先让婴儿吃空一侧再吃另一侧；

◎ 如果母亲患有肝胆疾病或服用了妨碍维生素K生成的药物，应口服补充维生素K，有专家建议，从产前2周开始服，每天口服维生素K 20毫克；

◎ 尽管母乳喂养是婴儿维生素K缺乏的主要因素，但不是唯一因素。宝宝患有肝胆疾病，腹泻及感染性疾病时，维生素K的摄入、吸收和利用会不足。遇到这些情况时，宜在积极治疗原发病的同时，每周肌注维生素K 5～10毫升。

哪些情况下不宜哺乳

坚持母乳喂养的前提应该是妈妈的身体健康，如果出现以下情况，妈妈就应该暂时或完全停止母乳喂养。

◎ 妈妈患有严重传染病时不能喂母乳，以防传染给宝宝。如妈妈患有肝炎、肺炎等疾病时，就必须停止母乳喂养。

◎ 妈妈感冒发烧不得不服用药物时，可等病愈停药后再喂。但应注意每天按喂哺时间把奶挤出，保证每天泌乳在3次以上。挤出的母乳也不要再喂给宝宝吃，以免其中的药物成分给宝宝带来不良影响。

◎ 凡妈妈患有严重疾病，如心脏病、结核病、肝炎、糖尿病、肾脏炎、癌症等，都不能给宝宝吃母乳，一则有些病会传染给宝宝，再则增加妈妈身体负担，会加重病情。

◎ 患有精神病的妈妈，不能给婴儿喂乳。

◎ 妈妈患有严重乳头皲裂和乳腺炎等疾病时，应暂停母乳喂养，及时治疗，以免加重病情。但可以把母乳挤出，用滴管或勺子喂哺宝宝，尽量不用奶瓶，以避免宝宝产生乳头错觉。也可以试用仿照妈妈乳头形状制作的仿生奶嘴，如果宝宝能用奶嘴吃奶，也不会因此拒绝母乳，这是最理想的。

◎ 如果妈妈长期生活在污染严重的环境中，或从事较为危险的职业，如为喷洒农药者或为制药厂、电镀厂一线工人等，则其乳汁中有毒成分就会相当高，哺乳就会带来严重的负面影响。目前已经知道的是，这类的母乳中有机氯化合物毒性最大，它可直接引起基因突变，导致肝脏损伤和诱发癌症，影响婴儿神经系统的正常发育，导致智力低下和学习障碍，特别是对免疫系统、两性生殖系统有毒性作用，它会使婴儿成年后出现睾丸体积变小、精子数目减少等症状。

这些情况下，可使用牛奶或以科学配方配制的代乳品喂养婴儿，以避免乳汁中不宜成分对婴儿的毒害。

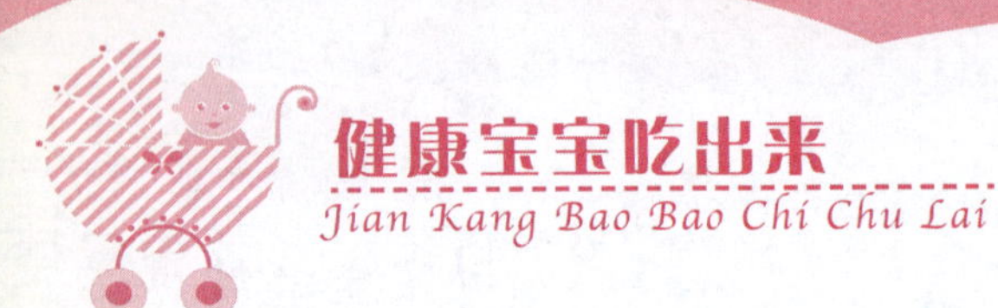

黄疸宝宝如何母乳喂养

近些年来，纯母乳喂养的宝宝多了，母乳引起的婴儿黄疸也增加了。纯母乳喂养时宝宝皮肤发黄较常见。黄疸多在生后3～7天发生，缓慢加深，1～2个月时颜色最深，和橘子皮的颜色一样，但婴儿能吃能睡，精神很好，小便不黄，大便为正常黄色，而非灰白色。如果抽血化验胆红素，胆红素多在20毫克/100毫升血以下。婴儿的肝脏和脾脏不大，无贫血，白细胞数不高，肝功能正常。父母发现婴儿皮肤黄了时，应该抱婴儿去医院看儿科医生。

母乳性黄疸一般不影响宝宝的生长发育，不需要吃药。轻者可以继续吃母乳，重者可暂停用母乳。停喂母乳期间，要用吸奶器将乳房吸空，防止乳房泌乳减少，吸出的母乳可以加热煮沸，这样就可以破坏母乳中引起黄疸的特殊物质，然后喂给宝宝。也可临时改用配方奶。因为黄疸是母乳引起的，所以，停用母乳3～4天后，黄疸就会明显减轻，一般会降至原来水平的一半以下，此点对母乳性黄疸同样有诊断意义。再恢复母乳喂养后，即使黄疸再加重，也不会达到原来的程度。以后随着月龄增长，黄疸会逐渐消失。如果停用母乳后黄疸没减轻，或反而加重，应该抱宝宝再去医院做进一步检查。

为了减少母乳性黄疸的发生，应鼓励妈妈早开奶，多次少量喂奶，增加婴儿大便次

数，减少肠道对胆红素的吸收，可以降低黄疸发生率。

警惕宝宝患牛奶蛋白过敏症

牛奶是一种营养丰富，易于消化的食品，可是，有些宝宝吃了牛奶却会引起过敏性反应，医学上称此为“牛奶蛋白过敏症”，其临床表现主要有腹泻、呕吐、腹痛、湿疹、荨麻疹、哮喘、失眠等。

患牛奶蛋白过敏症的宝宝一般表现为：

◎ 停用牛奶后，原有的过敏症状消失；

◎ 继续试用牛奶后，在48小时内又出现症状；

◎ 经过3次停用或试用牛奶，其症状发生和持续时间及临床表现类似。

治疗时，要暂停使用牛奶，改用其他代乳品，如羊奶、马奶、豆浆、奶糕或其他人工合成蛋白等。在其他代乳品不能满足哺乳需要时，可试用牛奶脱敏法进行脱敏，然后再对宝宝进行牛奶喂养。

牛奶脱敏法的步骤如下：先停用牛奶两周(改用其他代乳品)，然后用10毫升鲜牛奶喂一次，观察其反应，即使有些过敏反应，如果不是严重影响宝宝健康的话，再隔3天后继

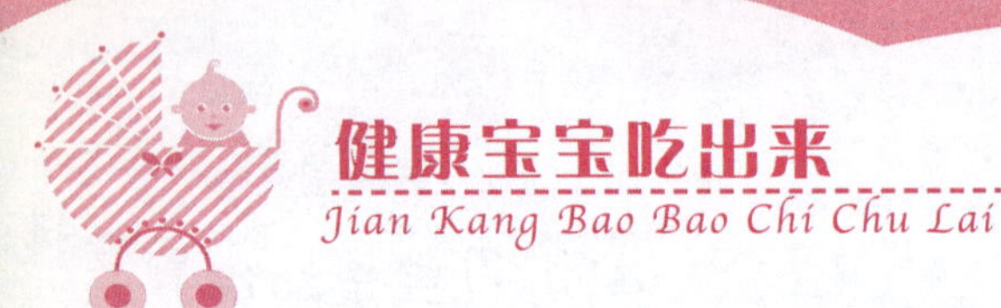

续喂牛奶15毫升，然后每隔3天喂鲜牛奶20～30毫升。如随着喂奶量的增加，临床症状逐渐减轻，则说明脱敏有效，可逐渐增加喂牛奶量，同时缩短进食时间，直至完全恢复原来的喂奶量。如在脱敏试喂过程中，宝宝过敏反应未见减轻，反而越来越严重，则需停止试用，改用其他代乳品喂养。

躺着吃奶危害多

有相当一部分年轻的妈妈，为了让其心爱的小宝宝安然入睡，常让婴儿与自己一块平躺，床上吃奶。婴儿平躺时全身放松，再加上母亲的乳汁入口，自然轻松愉快地进入梦乡。但对于家长来说，需要提醒的是，这种喂奶的姿势并不是合理和科学的，因为这样做会导致婴儿中耳炎。

人的四面与中耳之间有一管道相通，名叫咽鼓管。婴儿的咽鼓管比大人短、宽，而且几乎呈水平位。婴儿平躺着吃奶，常发生溢奶、反胃和呕吐，呕吐物容易通过宽而短的咽鼓管进入中耳内，从而引起中耳炎。

因此婴儿吃奶时应取斜位，不可让其躺着吃奶。

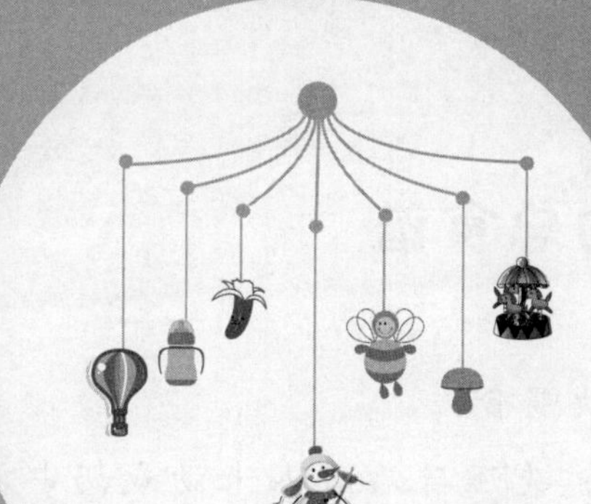

4～6个月
宝宝的饮食安排

BAO BAO DE YIN SHI AN PAI

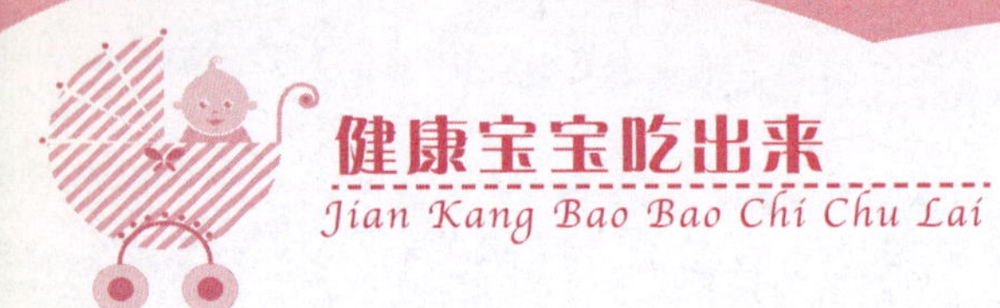

4～6个月宝宝的总食谱

◎ 适量补充维生素D。

◎ 菜汁、果汁应从3汤匙逐渐增至5汤匙，分2次喂食。

◎ 开始给宝宝吃煮熟的蛋黄。从1/4个开始，先压碎后放入米汤或奶中调匀后喂食，待适应后增至1/2个。

◎ 从4个半月起，在母乳喂养的基础上，给宝宝添加富含铁的纯米粉，或每天1汤匙很烂的无米粒稀粥。如果宝宝消化情况良好，从5个月起烂粥增至2～3汤匙，再加上半匙菜泥，分2次喂食。

◎ 泥糊状食物添加时要由少到多，由一种到多种。添加新的食物最好在上午。一种食物添加后，最好持续喂3～5天再更换另一种食物。宝宝患病时停止添加新食物。

宝宝吃饱了吗

一般来说，6个月以内用母乳喂养的婴儿，在吃奶的时候能够连续吸奶15分钟左右，并有明显的吞咽声，说明宝宝能得到足够的母乳。吃饱后，婴儿能安静入睡3小时左右，体重逐月增长，面色红润，哭声响亮，大小便正常。从母亲的乳房观察，若乳房胀满，

静脉显露，也说明奶量充足。

反之，宝宝吃奶时间过短，吃奶后不到2～3小时即哭吵不止，体重增加较慢，大便干燥、量少等，均表明奶量不足。当然，也可能是喂养习惯不好而造成类似情况。

总之，要找出原因，如确实奶量不足，应及时补给其他代乳品。当然，最准确的方法是在喂奶前后称一称宝宝的体重，两次体重之差数，即为吸入的奶量。然后对照用宝宝体重计算应给的奶量表，即可知宝宝是否吃饱。

及时给婴儿添加辅食好处多多

●增加营养

随着婴儿月龄的增长，消化器官及其功能不断完善，胃容量逐渐增大，消化酶日益完善，活动量逐渐增多等，乳类作为婴儿的主要食品，已难满足婴儿生长发育的需要。例如铁，婴儿每日需要量10毫克左右，而乳类每100克只含铁0.1～0.2毫克，而且宝宝从母体带来的铁，仅够用3～4个月。若铁不足，可出现缺铁性贫血。又如维生素C，婴儿每日需要量30毫克，而牛奶每100克只含1毫克，母乳每100克含6毫克。同样，钙、锌、铜也不能满足婴儿的需要。所以，无论母乳喂养，混合喂养还是人工喂养的婴儿，均需添加辅食。

锻炼咀嚼

婴儿从出生到5个月，从仅能吃流质，进而到吃半流质食物，而到5～6个月时，婴儿开始长牙，到1岁共长8颗乳牙。逐渐增加辅助食品可训练婴儿咀嚼动作，促进牙齿生长，锻炼吞咽能力。

准备断奶

婴儿要在完全习惯吃各种辅助食品的基础上，才能完全断奶。

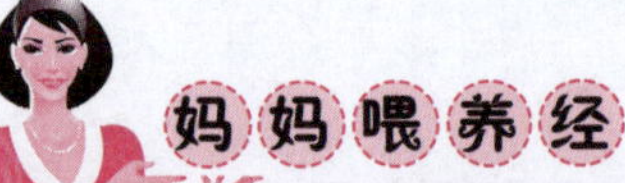

有的妈妈为了让宝宝吃辅食而减少母乳或牛奶的量，其实此种做法不妥。4～5个月的婴儿，可添加辅食，但仍需以母乳或牛奶为主食，此时的辅食只作为一种补充食品。以后随着宝宝月龄的增长，可以逐渐增加辅食，并适当减少牛奶或母乳，直至断奶。

宝宝不爱吃辅食的原因有哪些

◎ 母乳充足，吃不下辅食。

◎ 依恋母乳。

◎ 厌食牛奶刚刚结束，一时很喜欢吃牛奶。

◎ 喂完奶不长时间就喂辅食，宝宝根本没有食欲。

◎ 辅食太没有滋味了。

◎ 不喜欢吃购买的现成辅食。

◎ 不喜欢使用喂辅食的餐具(母乳喂养儿不喜欢吸吮人工乳头，不喜欢用小勺往嘴里送饭)。

◎ 喂辅食时烫过宝宝或呛过宝宝等(婴儿已经有记性了)。

◎ 用喂过苦药的奶瓶、小勺、小杯、小碗喂宝宝辅食。

◎ 喂奶时抱着宝宝，喂辅食时却让宝宝坐在小车里。喂奶是妈妈抱着，喂辅食却让爸爸或其他人抱着，婴儿认为“还是吃奶好”。

◎ 早就缺铁了，食欲已经下来了，什么也吃不出味道来，开始厌食了，缺锌也一样.连奶都不爱吃了，辅食就更别提。

◎ 宝宝还不能消化谷物，对肉、油消化也不是太好，肚子总是胀胀的，实在不舒服。

◎ 辅食消毒不严，细菌感染了肠道，患了肠炎，不用说辅食，就是奶也要少吃了。

◎ 没有把放冰箱中的辅食熬沸，只是热热，虽然不凉，但吃了肚子不舒服，影响了下一顿辅食添加。

◎ 天气太热了，成人消化功能都减低了，对婴儿的影响就更大。

◎ 宝宝爱吃某种辅食，就多喂，就上顿下顿地喂，直到吃够了，什么辅食也不想吃了。

◎ 宝宝本来不想吃了，可爸爸妈妈认为(按照某个标准)今天辅食添加的任务还没有完成，就合起来对付宝宝，强行往嘴里灌。

◎ 宝宝睡得迷迷糊糊的，把奶嘴塞进宝宝嘴巴，让宝宝迷迷糊糊地把辅食喝进去，宝宝会非常反感。

◎ 宝宝积食了，应该歇歇了。

◎ 宝宝真的生病了。

如何让宝宝爱上辅食

◎ 4～6个月婴儿的辅助食物主要是类似母乳或牛奶样的液体食物，对这种辅助食

物，在喂养时需注意循序渐进，并注意观察婴儿的大便。

◎ 4～6个月时，婴儿淀粉酶分泌量大量增加，而体内储存铁渐渐耗尽。为补充蛋白质和铁，可添加蛋黄、肝泥、鱼泥、鸡血、鸭血、猪血等。可单独喂食也可加入米糊、粥、面中同食。因蛋清易引起婴儿过敏，故先不添加。

◎ 婴儿4个月后可加菜泥(如菠菜、青菜、胡萝卜、马铃薯等制成泥)和果泥(如苹果泥、香蕉泥)，以供给维生素和无机盐。口味偏爱的研究提示，添加水果之前应先添加蔬菜。婴儿生来就喜爱甜味，先尝到水果甜味的婴儿就会拒绝蔬菜。故认为先添加蔬菜可避免喂养困难又能促进良好饮食习惯。

◎ 开始时应该逐样喂食，不应同时喂食多种食物，这样，如发生过敏症时就容易查出是由什么食物引起的。开始喂食新食物时，应该间隔1～2周。

◎ 逐样喂食时每次要少量，如开始1茶匙，逐渐增加到2～3大汤匙或半碗，这要由食物的种类而定。在4～6个月期间，每天应喂一顿其他食物，并加喂母乳。

◎ 特别注意卫生，以防止发生腹泻，煮食物的器皿要干净，食物应注意清洁，各类食物必须熟透、磨细，待凉后再喂食。

◎ 如果宝宝初次不愿吃，用抿嘴、掉头逃避、闭口或喷出来表示拒绝，则不要强迫宝宝吃，因为这可能对将来喂食方面产生不良影响。应给宝宝时间尝试，或暂停3～4天后再试，通常最终是会接受喂食的。但宝宝拒绝吃时，父母不能让他放任自流，应不断地试着喂，直到他愿吃为止，哪怕是吃得不多。否则养成不好的饮食习惯，今后可能发生营养不良。

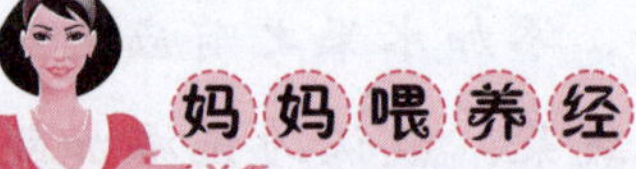

4个月的宝宝应吃磨得很细的食物。5～6个月的孩子可吃磨得中等细的食物。6～7个月的孩子应吃柔软的食物，因为这时宝宝已开始用牙齿咀嚼食物。9～10个月的宝宝可吃粗糙的食物。

当宝宝能吃饭时，应让他吃肉、蛋、菜及烂饭，不应让他只吃一样，或重复吃曾经吃过的食物，这样将会养成他不愿吃别的食物的不好习惯。

为过敏宝宝添加辅食有讲究

婴儿食物过敏的高发年龄在1岁以内，特别是刚开始添加辅食的4～6个月。引起过敏的常见食物有牛奶、鸡蛋、花生、大豆、鱼及各种食品添加剂等。

食物过敏的主要表现是在进食某种食物后出现皮肤、胃肠道和呼吸系统的症状。皮肤反应是食物过敏最常见的临床表现，如湿疹、丘疹、荨麻疹等，甚至发生血管神经性水肿，严重的会发生过敏性剥脱性皮炎。如果婴儿患有严重的湿疹，经久不愈，或在吃某种食物后湿疹明显加重，都应该怀疑是否有食物过敏存在。食物过敏时还经常有胃肠道和呼吸系统的症状，如腹泻、肠绞痛、鼻炎、哮喘等。

为减少婴儿食物过敏的发生，在给婴儿添加辅助食品时，可注意以下几点。

◎ 按正确的方法和顺序添加辅食，先加谷类，其次是蔬菜和水果，然后再是肉类。每次只能加一种新食品，并且从少量开始逐步增加。

◎ 在加辅食期间，要细心观察宝宝是否出现皮疹、腹泻等不良反应，若有应及时停止喂这种食品，隔几天后再试，如果仍然出现上述症状，则可以确定婴儿对该食物过敏，应避免再次进食。

◎ 可通过食物过敏的筛查性检查和实验，找出可能的致敏食物。找出引起过敏的食物并且严格避免进食这种食物，是目前治疗食物过敏的唯一方法。从婴儿食谱中剔除这种食物后，必须用其他食物替代，以保持婴儿的膳食平衡。

宝宝长牙吃什么

宝宝大约在6个月大时开始长牙，他对营养的需求就更大了。单纯喂奶已经是无法满足宝宝快速成长所需要的营养，妈妈应该要开始去准备一些半固体食物给宝宝吃，并开始准备断奶了。

当长牙时，宝宝开始有咀嚼能力，加上因为长牙的关系而喜欢乱咬东西，所以这时期妈妈可新添加供应蛋白质的蛋类、豆类、鱼肉类及稀饭、面条、吐司面包、馒头等五谷根茎类食物。在食物质地上，可视宝宝的发育状况，由流质(汤汁)或半流质(糊状)转换成半固体(泥状)或固体。

虽然宝宝可以开始吃一些固体食物，但这时期的宝宝仍然是以奶类为主要的营养来源，所以建议妈妈每天喂四次奶，另二餐给固体食物。

4～6个月宝宝精选食谱

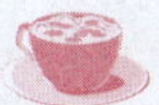

补钙粥

【原料】大米250克，小鱼干50克，虾皮50克，精盐0.5克。

【用法】随量喂食。适合6个月左右婴儿食用。

【功效】本食谱味道鲜美，营养丰富，促进生长。

制作 · How to do

①大米淘洗干净，加水熬煮成粥。

②将小鱼干和虾皮用水洗净、泡软，放入粥中，加精盐搅拌均匀，稍煮几分钟即可。

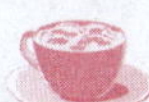

草莓麦片粥

【原料】麦片50克，草莓3个，白糖适量。

【用法】每天可喂1次，一次小半碗。适合5个月以上婴儿食用。

【功效】本食谱富含蛋白质、糖类、钙、磷、铁及维生素B_1、维生素B_2、维生素C等多种营养素，有助于小儿生长。

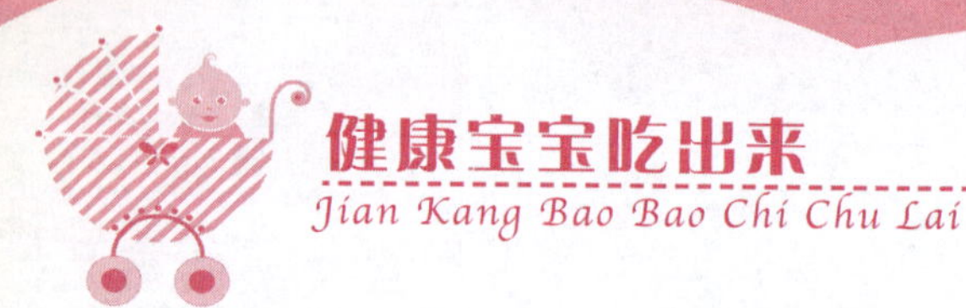

制作 · How to do

①将水放入锅内烧开，下入麦片煮2～3分钟。

②把草莓洗净后用勺子背研碎，再加少许白糖均匀混合，然后放入麦片锅内，边煮边混合，煮片刻即成。

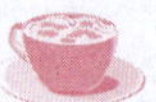

蛋黄糯米粥

【原料】糯米50克，蛋黄1个。

【用法】每天可喂1次，一次小半碗。适合5个月大婴儿食用。

【功效】本食谱米粥黏稠，有浓醇的米香味，富含婴儿发育所必需的铁质。此外，还含有蛋白质、糖类等多种营养素，有助于小儿生长。

制作 · How to do

①将糯米淘洗干净，放入锅内，加入500毫升水，用大火煮沸后改小火煮至微稠。

②蛋黄放入碗内，碾碎后加入粥锅内，同煮几分钟即可。

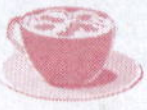

番茄汁粥

【原料】大米50克，番茄500克，白糖20克。

【用法】每天可喂1次，一次小半碗。适合4个月以上婴儿食用。

【功效】本食谱酸甜适口，营养丰富。

制作 · How to do

①将成熟的西红柿洗净，用开水烫软去皮，然后切碎，用清洁的双层纱布包好，把番茄汁挤入小盆内。

②取适量粥汁盛入小碗内，将番茄汁兑入粥碗内，再加入适量白糖，搅拌后即可喂食。

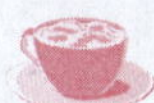

红薯泥粥

【原料】鲜红薯50克，大米50克，白糖适量。

【用法】每天可喂1次，一次小半碗。适宜6个月婴儿食用。

【功效】本食谱红薯泥软烂，香甜，含有丰富的糖类及维生素C，还含有钙、磷、铁、锌和维生素B_1、维生素B_2及烟酸等多种营养素。注意在制作中，要去净红薯皮。

制作 · How to do

①将红薯洗净，去皮切碎捣烂。

②大米洗净后放入水中，浸泡片刻备用。

③把红薯、大米一同放入锅内，加适量水，盖上锅盖，煮开后变小火煮至烂熟，加入白糖少许，稍煮即可。

胡萝卜粥

【原料】胡萝卜适量，大米50克。

【用法】每天可喂1次，一次小半碗。适合5个月以上婴儿食用。

【功效】本食谱清香适口，如果小孩喜吃甜食，也可稍加白糖。本粥对消化不良、奶食所伤引起的腹泻尤宜。

制作 · How to do

①将胡萝卜洗净，去除根、须，放入蒸锅内蒸熟蒸烂，取出晾凉，捣烂成泥。

②将大米洗净放入锅内，加水置火上煮粥，粥将熟时放入胡萝卜泥边搅边煮，稍煮片刻即可。

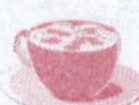

水果藕粉

【原料】藕粉50克，苹果75克，水250毫升。

【用法】随量喂食。

【功效】本食谱味香甜，易于消化吸收。富含糖类、钙、磷、铁和多种维生素，营养价值极高，有助于促进小儿生长。

制作 · How to do

①将藕粉加适量水调匀。

②苹果去皮，切成极细末。

③锅加水烧沸，加入调匀的藕粉，用小火边煮边搅动，煮至透明为止，随即加入苹果末，稍煮即可。

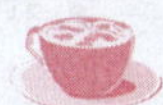

橘子糊

【原料】橘子1个，蜂蜜25克。

【用法】随量喂食。

【功效】本食谱酸甜适口，富含维生素C、钙及磷，还含有较多的维生素A、维生素B_1、维生素B_2、烟酸等营养素，是补充婴儿维生素C最好的食物之一。

制作 · How to do

①将橘子洗净，剥去皮，再把内皮剥去，然后放入容器内研碎。

②食用时加入蜂蜜搅拌均匀，使其具有一点柔和的酸味。

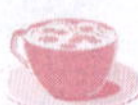

虾肉烂面

【原料】煮熟面条100克，鲜虾肉末50克，菠菜末100克，精盐1克，肉汤50克。

【用法】随量喂食。

【功效】本食谱味道鲜美，营养全面。

制作·How to do

将煮熟面条加入肉汤，用小火煮沸，放入鲜虾肉末煮5分钟，随即加入菠菜末稍煮，拌上精盐即可。

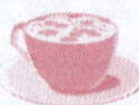

猪肝泥

【原料】猪肝50克，麻油1克，酱油、精盐各适量。

【用法】随量喂食。

【功效】本食谱软烂鲜香，维生素A含量极为丰富，对防治婴儿维生素A缺乏所致的夜盲症，具有良好的作用。还含有大量的铁，能预防缺铁性贫血的发生。

制作·How to do

①将猪肝洗净，横剖开，去净筋膜和脂肪，放在菜板上，用刀轻轻剁制成泥状。

②将肝泥放入碗内，加入麻油、酱油、精盐及少许冷水调匀，上笼蒸20～30分钟即成。

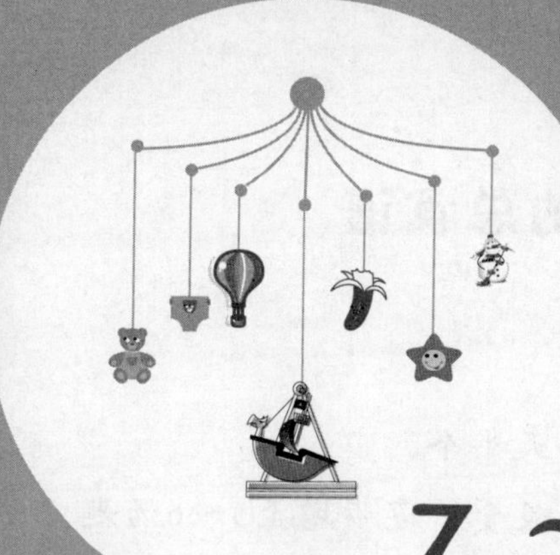

7～12个月宝宝的饮食安排

BAO BAO DE YIN SHI AN PAI

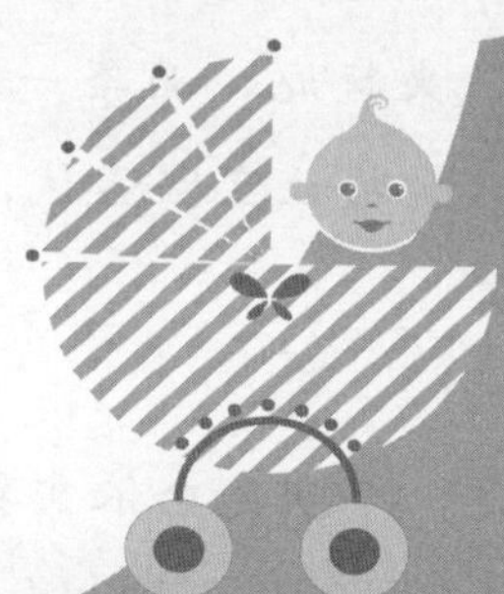

7～12个月宝宝的总食谱

◎适量补充维生素D。

◎菜汁、果汁增至每天6汤匙，分2次喂食。

◎煮熟蛋黄增至每天1个，可过渡到蒸蛋羹，每天半个。

◎稀粥由稀略增稠些，每天先喂3汤匙，分2次喂食，逐步增至5～6汤匙；也可添加燕麦粉、混合米粉、配方米粉系列。

◎在稀粥或米粉中加上1汤匙菜泥，如胡萝卜泥或南瓜泥，稍稍加一点盐。

◎如果宝宝吃得好可以减去一次喂奶。

添加新食物时，同时给予几种宝宝熟悉的食物，让他们乐于接受新食物。加米粉可以混合肉泥、果蔬泥、面条一起喂食。这一阶段是宝宝学习咀嚼和喂食的敏感期，尽可能提供多口味食物让宝宝尝试，并把多种食物自由搭配，满足宝宝的口味需要。

宝宝断奶何时最好

断乳期是一个从完全依靠乳类喂养逐渐过渡到多元化食物的过程。

随着婴儿的长大，母乳类已不能满足宝宝生长发育的需要，同时婴儿的各项生理功

能也可逐步适应于非流质食物，因此一般主张应在生后4～6个月开始添加辅食，进入断奶期，为完全断奶作准备。断奶的具体月龄无硬性规定，一般在1岁左右，但必须要有一个过渡阶段，在此期间逐渐增加辅助食品，减少哺乳次数，否则容易引起婴儿不适应，并导致营养不良。仅在特殊的情况下如母亲突患严重疾病或因急事需要外出，方可于短期内完成断奶(此时对婴儿来说确有一定的风险)，这时若婴儿吵闹过度可用小量苯巴比妥类对症治疗。乳母可服一些药物同时限制水分摄入，这样便可使乳汁迅速减少。炎热的天气或乳儿患病时宜暂缓断奶。

断奶应逐渐进行，在春季和秋凉季节开始。乳不足者可提早断奶，母乳充足或婴儿体弱者，可适当推迟断奶时间。总之，如果辅食添加得好，断奶就可能比较顺利。

◎ 开始断奶时，每天减少哺乳一次，以添加辅食代替，以后逐渐减少哺乳次数，增加辅食次数。这一段时间可用杯或匙喂养，使其养成习惯。

◎ 完全断奶的时间一般可在出生后10～12个月，最迟可到18个月。但是如果婴儿想继续吃奶，即使在3岁以后也可进行母乳喂养。大多数婴儿在1～3岁间自己停止吃奶，这是自然断奶。尽管如此，按时添加辅食仍是不可或缺的。

◎ 断奶的过程是循序渐进的。根据宝宝的具体情况，妈妈添加辅食应掌握的原则是：由少到多，由细到粗，一样一样地加，食物由流质、半流质过渡到固体，以使宝宝逐渐适应新的食物和不同的味道。

宝宝只吃奶不吃饭怎么办

奶类，尤其是母乳，只是婴儿一段时期内的主要食品。出生后4个月，婴儿只吃母乳就可以满足生长发育的需要。随着年龄的增长，奶类所提供的营养素已无法满足宝宝生长发育的需要了，必须接受其他食品。如果只吃奶，拒绝其他食品，必将导致生长发育迟滞。婴儿只吃奶、不吃饭的纠正方法如下。

●固定进食，先喂饭，后喂奶

进食时间固定，可形成有益的条件反射，使婴儿食前就产生饥饿感(即使这是由吃奶而建立起来的也无妨)，此时宝宝就有可能接受除奶以外的食物。在开始加饭时应从少量开始，使他有个适应和品味的过程，不能操之过急。

●营养和颜色合理搭配

食物的制作要精细，颜色要适当调配，要适合婴儿消化系统的发育水平，使之能够接受。婴儿对色彩鲜艳的东西有较高的兴趣，在提供食物时可利用这一心理特点，将饭菜的

颜色调配适当，使他更容易接纳这种食物。切忌把食品做得颜色很深，那样会引起反感。

●添加辅食要有恒心和信心

婴儿在开始吃饭时会用哭闹等方式进行对抗，家长不能因为哭闹就不坚持了，一旦妥协，就更不容易纠正这一毛病了。

断奶时期增强免疫力的食谱

宝宝断奶前后是免疫力的脆弱期，需要精心呵护才能让宝宝有效远离疾病。这个时期可选择下列食谱。

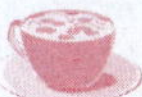

芝麻核桃糊

【原料】芝麻、核桃各30克。

【用法】如有腹泻，暂停食用。适用于8个月以上的宝宝。

【功效】具有补血润肠功效。

制作·How to do

将上述二物放在炒锅中炒熟，研磨成粉末，加开水200毫升，调成糊状，加糖少许食用。

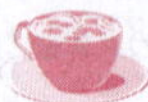

桂药莲骨粥

【原料】桂圆10克，山药30克，莲子12克，补骨脂5克，粳米50克。

【用法】适用于12个月的宝宝。

【功效】补骨脂补肾强骨助生长，山药、莲子健脾胃，桂圆养血。

制作 · How to do

①将补骨脂加水煮20分钟，去渣留汁。

②将粳米、山药、桂圆、莲子加入汁中，煮熟食用。

菜心猪肝蘑菇汤

【原料】菜心200克，猪肝100克，蘑菇20克。

【用法】适用于12个月以上的宝宝。

【功效】具有调养气血、提高免疫的作用。

制作 · How to do

①将菜心洗净，切成一半。

②将猪肝及蘑菇切成片，用酒、油、盐拌匀备用。

③锅中加水500毫升，煮沸后加入菜心、猪肝及蘑菇，煮至猪肝熟即可。

嚼过的食物喂宝宝危害多

在一些地方，通常可以看到，有的家长怕宝宝吃食物时嚼不烂，以至于不好被消化吸收，就先在自己的口中进行咀嚼，待食物被嚼烂后，再给宝宝吃。而且，给宝宝喂食的动作是“口对口”或“手入口”。这是一种极不卫生的做法。

首先，食物在口中的咀嚼是消化过程中不可缺少的一环。如果人为地将这一环节省去，将会对宝宝的肠胃造成不利的影响。如果宝宝还不会咀嚼，可切碎、煮烂用小匙喂着吃，在吃的过程中，食物与唾液充分搅拌后才被送入胃中，这样才符合科学规律，宝宝才会感觉到食物的滋味。

其次，大人的口中常常带有某些病菌，由于大人的抵抗力大一些，因此不会马上生病。大人口对口地将食物传递给宝宝，势必将病菌带入宝宝口中，这种后果是不难想象的。因为宝宝抵抗力弱，很容易被传染上各种疾病。至于用手将食物送入宝宝口中的做法，更是极其错误的。手上所沾染的细菌、病毒等各种传染疾病的脏东西最多，这样喂养宝宝简直是在“喂细菌”，是十分可怕的行为。

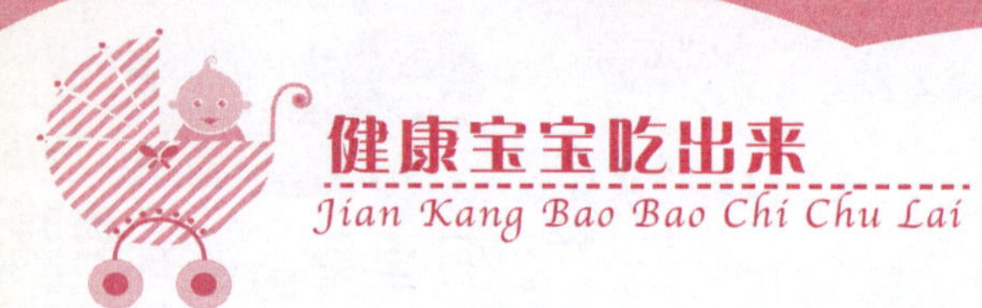

应该坚决杜绝和彻底纠正这种错误的做法。

防偏食应从乳婴期开始

宝宝断乳以后，已开始形成比较完备的味觉，因此婴儿期和幼儿期的宝宝，应注意进食各种味道的食品，使之味蕾感知各种味道，并逐渐适应各种味道的刺激。这样，可使宝宝的味觉发育相对完善，也是避免其偏食和挑食的有效措施。

一般来说，宝宝们都喜欢味道较甜和较香的食品，因为这些食品在精神上和情绪上都能使他们产生良好的感受，也是能量和蛋白质的重要来源，而婴儿期较多的添加糖类也是不可忽视的因素。偏食糖类可使宝宝发胖，出现龋齿。

若婴儿期极少或根本没有接触过苦味和酸味食物，则成长至幼儿期时对此类味感极不适应。所以，在他们味觉全部完善以前，即母乳期便有意识地让他们接触酸、苦、香、辣和咸味，既可预防今后出现偏食，又可增加各类营养物质。如添加放有葱和盐的鱼汤，有米醋的汤面，都少量给予，随着其适应和年龄的增长，逐渐加量。

在此期间还应注意，添加这种有味食品时，应以某一味道为主，随时更换，切不可两种或两种以上味道并重，更不可较长时期添加某一种有味食物。否则，不仅达不到调

整其味觉的效果，反而造成其偏食其味。

故而建议年轻的父母，对宝宝的摄糖量要适当控制，并适当给予各味食物，使之有良好的味感，能在幼儿期摄取人体生长发育必要的各类营养物质，健康成长。

合理膳食预防肥胖

有些家长唯恐婴儿太瘦，给宝宝吃过量的牛奶，造成婴儿奶胖现象。其实，过度肥胖并非是健康的标志。因为牛奶内蛋白质、无机盐含量较多，使婴儿的肾脏负担加重，时间一长可使心血管受累。

食用大量淀粉类如乳儿糕、粥、饭等时，婴儿一般为虚胖，往往有贫血、肌肉不结实、抵抗力差、消化能力不正常，易患疾病，严重的会发展为不良性水肿。因此家长在安排膳食时，应多给予蛋白质、维生素、无机盐丰富的食品，如条件允许，可补充牛奶。另外要多给宝宝吃豆浆，豆浆中含有较高的蛋白质。淀粉类食物则应尽量少用。6个月以上的婴儿还可以用蛋类、鱼类和肉类来补充蛋白质和铁质。

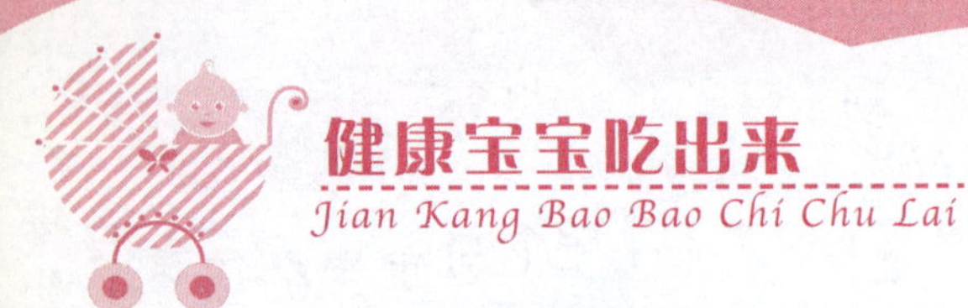

应当心宝宝过食性腹泻

腹泻是新生儿和婴儿的常见病，发病的原因较多，除肠道病毒和细菌、非肠胃系统的传染病灶等引起之外，因超量喂食而引起的过食性腹泻也有相当的比例。宝宝过食性腹泻在临床上以过食物质的不同区分为以下三种。

●糖类过食

主要是过量摄入淀粉食品如米糊、米粉等造成胃肠内淀粉酶相对不足，导致肠内淀粉异常分解而引起发酵性消化不良，出现胀气、严重腹泻。这类患儿常常因为罹患了呼吸道感染或肺炎，医生嘱咐饮食尽量清淡些，不要过食脂肪和蛋白质，结果做妈妈的单纯给予淀粉饮食，造成此类腹泻。其临床特点是每日排便数次至数十次，粪质粗糙，呈绿水样或糊样，量多，泡沫多，有酸臭味，有时可见粪便中有小白块和多量的食物残渣，或未消化的食物。

●蛋白质过食

有些年轻父母认为宝宝生长发育需要蛋白质而大量喂以蛋白食品，远远超过宝宝的生理需要和胃肠负担，于是肠内蛋白质异常分解，进而发生腐败性消化不良。这种腹泻

的特点是每日排便3～5次或更多，呈黄褐色稀水便，有刺鼻的臭鸡蛋味。

●脂肪过食

由于脂肪进食量过多，大于胃肠消化能力，从而引起腹泻，又称脂肪泻。其临床特点是每日排便3～5次或更多，呈灰白色稀便或糊状，量较多，外观似奶油，内含较多奶块或脂肪滴，臭味较重。

宝宝过食性腹泻是喂养方式失误造成的。年轻父母们应该对此有充分的认识，根据发生的原因调整婴儿饮食的种类与数量。对于过食性腹泻患儿首先应大体计算一下，按生理需求需要多少蛋白质、淀粉和脂肪，根据病情和消化功能，予以科学调整。

对由于摄取营养过多而引起胃肠消化功能障碍所致腹泻的患儿，应在限制进食的同时，补充适量维生素B_1、维生素B_6及多酶片等，以帮助消化。不要认为宝宝一腹泻就是细菌所致而盲目滥用抗生素。

多大的宝宝可以吃零食

零食是指主食以外的糖果、点心、水果等。6个月以内的婴儿，是不能吃零食的，因为他们还不会咀嚼，吃固体食品容易发生哽噎。但从第7个月开始，宝宝就可以吃零食了。

宝宝吃零食优点多多：

◎ 零食对婴儿的成长和学习起着重要的调节作用。因为正餐是由大人喂他吃的，而零食是由孩子自己拿着吃的，这对婴儿学习独立进食是个很好的训练机会。

◎ 零食可以满足孩子的口欲。因为这时期的婴儿基本上处于口欲阶段，喜欢将任何东西都放入口中，以满足心理需要。吃零食则提供了这种机会，也避免了孩子把不卫生的或危险的东西放入口中。适当地吃点零食还能为断奶做准备。

但父母要注意宝宝吃零食有讲究：

◎ 婴儿的胃很小，消化能力有限，吃零食一定要适量。

◎ 吃零食的时间最好放在两次正餐中间。

◎ 不能不停地给婴儿吃零食。因为若婴儿口中老是塞满食物容易发生龋齿，尤其是含糖食品，会影响食欲和营养的吸收。同时如果手里老是拿着零食，孩子做游戏的机会就会相应减少，学讲话的机会也会减少，久而久之会影响他们语言能力及社会交往能力的发展。

7～9个月宝宝的合理配餐及精选食谱

大量临床经验指出，7～9个月龄是咀嚼和喂食学习的灵敏时期。推迟添加可咀嚼食物会导致以后喂哺的困难。大多数7～9个月的婴儿已经习惯了吃一些辅助食物，这个阶

段是婴儿的味觉、触觉、视觉和嗅觉等感官和智能显著发育的时期，因此，辅助食品的种类也需要相应的调整和增加。

在这一阶段，可以喂混合谷类的食物，如营养奶糊等，为婴儿提供较多的蛋白质和铁等营养素，同时让婴儿尝试不同质地、不同口味的新食物。另外，在这一阶段还需添加肉泥、肝泥、蛋黄或全蛋、蔬菜泥、水果泥等，以保证婴儿摄入平衡的膳食。在添加上述食品时，可将其搅拌在稀饭中一起喂小儿，或者直接选用未添加防腐剂、香料及色素等的市售谷类食品喂养婴儿，这样一方面满足婴儿所需，另一方面可减轻制作食品的辛劳。同时，在这一阶段，乳牙已经萌出，应提供一些可咀嚼的食物如饼干、馒头片、面包片等，以训练咀嚼能力，并促进乳牙的生长。

在为婴儿添加辅助食物时，不要喂孩子那些无益或危险的食品。有些食品不能提供孩子适宜的营养并且有可能引导孩子养成不健康的饮食习惯，如煎炸的食品、加香料的饮料、巧克力等。另外，有些可能引起哽噎的食物，即使在有人看管的情况下，也不要给婴儿吃。这些食物包括生而硬的水果或蔬菜，如葡萄、樱桃或浆果、花生米、核桃仁、油炸马铃薯片及小块硬糖等。

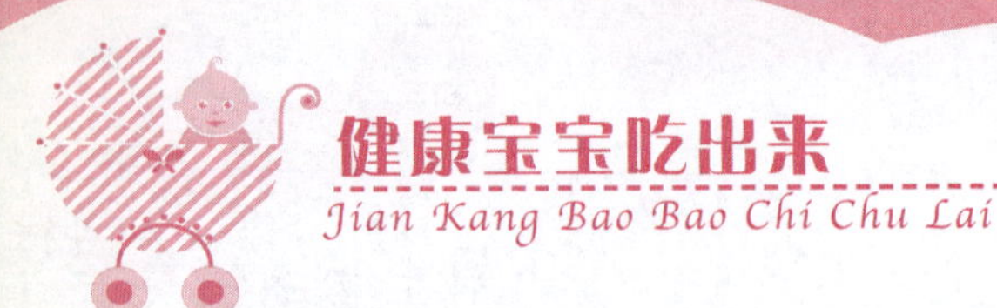

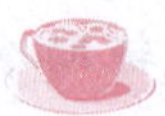

稠粥

【原料】大米、小米各30克。

【用法】每天可喂1～2次，一次1小碗。适合7个月以上婴儿食用。本食谱当粥呈黏稠状时，婴儿最容易吸收。最好选择上午10时喂粥，粥内也可加入菜泥、菜末、肉末、肝末、鱼肉等菜肴，同时食用。

制作 · How to do

将大米、小米淘洗干净，放在钢精锅里，加入适量水用小火慢慢煮烂，煮至粥呈黏稠状时即可停火。

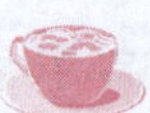

小儿八宝粥

【原料】糙米30克，番茄2个，马铃薯30克，胡萝卜20克，豆腐25克，鱼肉20克，里脊肉20克，精盐适量。

【用法】每天可喂1～2次，一次1小碗。适合8个月以上婴儿食用。本食谱富含多种营养素，还可添加青菜、蛋黄、肝泥等，素食者去掉鱼肉和肉片即可。

制作·How to do

①里脊肉与鱼肉先汆烫，捞起，泡水后沥干。

②糙米泡水6小时，锅中放适量水，把肉片放进蒸锅里蒸烂，关火后焖半个钟头，拿掉肉片。

③马铃薯与胡萝卜用蒸锅蒸软。

④另取锅放水烧开后，将番茄放入，看到番茄裂开即捞起放入冷开水浸泡、冲洗、剥皮，再放入果汁机里与蒸软的马铃薯及胡萝卜一起配打。

⑤打好倒出，淋入糙米粥后，移至火上，加上豆腐丁，与剁碎的鱼肉用中小火一道熬煮5分钟，关火稍温再喂食。

鸡肉粥

【原料】大米50克，鸡肉末30克，植物油5克，酱油3克，精盐1克，葱姜末各少许，水500毫升。

【用法】随量食用。适合7～8个月以上婴儿食用。本食谱粥黏稠，味鲜美，富含蛋白质、糖类、钙、磷、铁及B族维生素等营养素，有助于小儿生长发育。

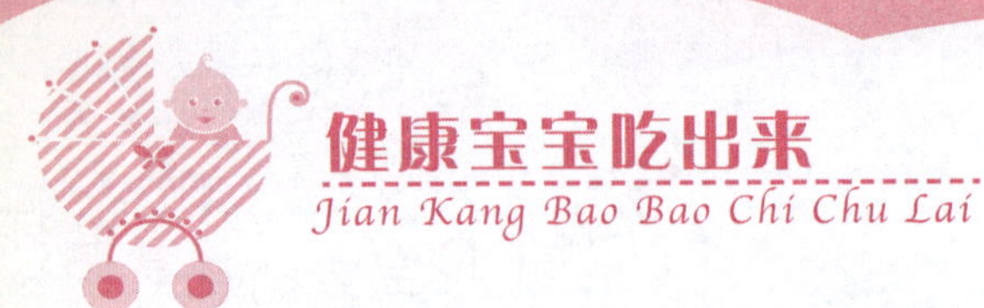

制作 · How to do

①将大米淘洗干净，放入锅内，加入水，用大火煮开，转小火熬至黏稠。

②炒锅上火，放入植物油，鸡肉末炒散，加入葱姜末、酱油搅匀，倒入米粥锅内，加入精盐调好味，用小火煮数分钟即成。

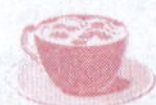

坚果红薯粥

【原料】多种坚果(核桃、杏仁果、南瓜子、葡萄干等)40克，红薯1个(小的)，糙米30克。

【用法】每天可喂1～2次，一次1小碗。

【功效】适合7个月以上婴儿食用。本食谱坚果具有润肠通便的作用，核桃有补脑的功效，而红薯本身更富含胡萝卜素、钙质、纤维等营养素，可帮助肠胃蠕动。

制作 · How to do

①坚果泡水30分钟，放入果汁机内加半杯冷开水打烂，滤渣取汁。

②红薯洗净、削皮、切成小块。

③糙米泡水6小时以上，与红薯一同放进蒸锅，蒸至软烂为止。

④蒸熟的红薯糙米饭，与坚果汁水一起放入果汁机打烂后，倒入锅里，移至火上煮开(要不断搅动，以免烧糊)，熄火待温即可食用。

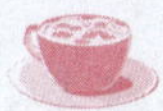

栗子粥

【原料】大米30克，栗子5个，海带鲜汤150克。

【用法】每天可喂1～2次，一次1小碗。

【功效】本食谱黏稠略咸，含有丰富蛋白质、糖类、胡萝卜素及维生素B_1、维生素B_2、维生素C和烟酸等多种营养素，有助于促进小儿生长。栗子煮粥可增强婴儿肠胃功能，有助于消化。并可用于婴儿腹泻、脚软无力及口角炎、舌炎、唇炎、阴囊炎等维生素B_2缺乏症。

制作 · How to do

①将栗子煮熟之后去皮，捣碎。

②大米洗净后放入海带鲜汤一起煮沸后，加栗子同煮至烂软即成。

③需注意的是，栗子要剥净内外皮，切碎煮烂，再与大米粥混合同煮。

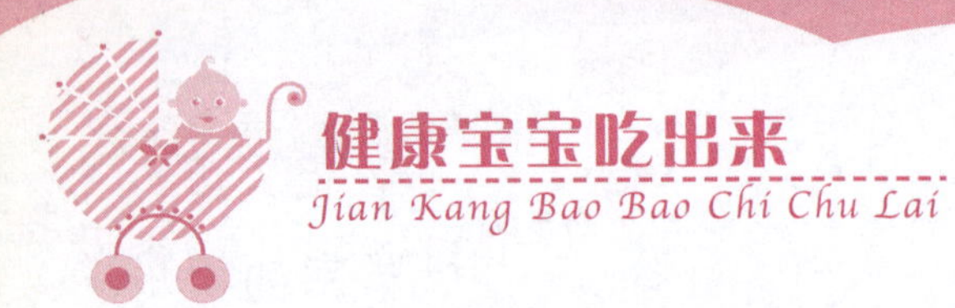

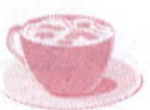

牛奶麦片粥

【原料】麦片50克，牛奶25克，水果25克，白糖适量。

【用法】每天可喂1～2次，一次1小碗。适合7个月以上婴儿食用。

【功效】本食谱软烂适口，果香味浓，含有婴儿发育所需的蛋白质、脂肪、糖类、钙、磷、铁和维生素A、维生素B_1、维生素B_2、维生素C及烟酸等多种营养素。

制作 · How to do

①将麦片用水泡软。

②水果洗净切碎。

③将泡好的麦片连水倒入锅内，置火上烧开，煮2～3分钟后，加入牛奶，再煮5～6分钟，待麦片酥烂，稀稠适度，加入切碎的水果、白糖略煮一下，盛入碗内即成。

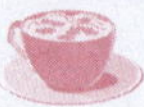

牛奶玉米粥

【原料】牛奶250克，玉米粉50克，鲜奶油10克，黄油5克，精盐0.5克，肉豆蔻适量。

【用法】每天可喂1～2次，一次1小碗。

【功效】本食谱黏稠，味美适口，含有丰富优质蛋白质、脂肪、糖类、钙、磷、铁

及维生素A、维生素D、维生素B_1、维生素B_2和烟酸等。

制作 · How to do

①将牛奶倒入锅中，加入精盐和碎肉豆蔻，用小火煮开，撒入玉米粉，用小火再煮3～5分钟，并用勺不停搅和，直至变稠。

②将粥倒入碗内，加入黄油和鲜奶油，搅匀，晾凉后喂食。

③制作要点是用牛奶加玉米粉熬粥，不宜用大火，要用小火熬。

苹果番薯粥

【原料】苹果30克，番薯25克，大米30克，奶粉20克。

【用法】每天可喂1～2次，一次1小碗。适合7个月以上婴儿食用。

制作 · How to do

①将大米洗净后放入水内浸泡片刻备用。

②苹果、番薯削皮后切成小丁。

③奶粉用冷开水化开。

④将大米、番薯一同放入锅中加水置火上以大火煮开，再转小火继续煮，待大米和

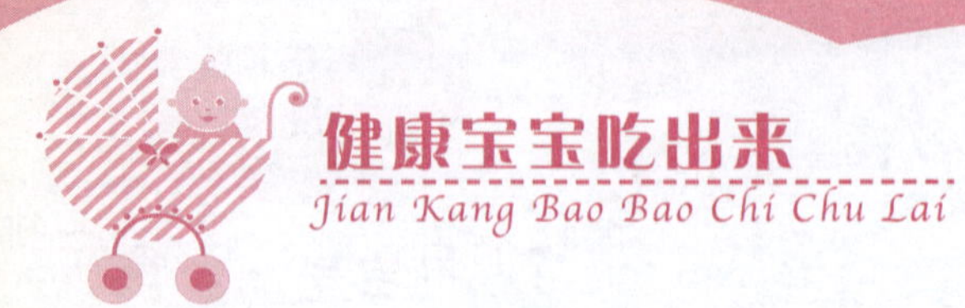

番薯即将软烂时放入苹果丁，略煮片刻放入化开的奶粉，边搅边煮至翻滚数次，即可熄火。

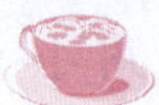

肉末菜粥

【原料】大米125克，猪瘦肉末75克，青菜100克，植物油25克，水1250毫升，酱油、精盐、葱花、生姜末各适量。

【用法】随量食用。适合7个月以上婴儿食用。

【功效】本食谱粥稠粘，味清香，咸淡适口。富含蛋白质、脂肪、糖类、钙、磷、铁及维生素B_1、维生素B_2、维生素C、烟酸等多种营养素，有助于促进婴儿生长。

制作 · How to do

①将米淘洗干净，放入锅内，加入水，用大火烧开后，转用微火煮透，熬成粥。

②将绿叶蔬菜切碎成末，然后将油倒入锅内，下入肉末炒散，加入葱花、生姜末、酱油炒匀，投入碎青菜末炒数下，倒入米粥内，加入精盐，调好口味，继续同煮即成。

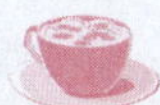

什锦蛋羹粥

【原料】大米30克，鸡蛋1个，海米25克，番茄酱50克，菠萝末30克，麻油3克，湿淀粉15克，精盐适量。

【用法】每天可喂1～2次，一次1小碗。适合8个月以上婴儿食用。

【功效】本食谱色泽鲜艳，质软嫩，味鲜美，营养丰富，促进生长。

制作 · How to do

①将大米煮成粥待用。

②将鸡蛋打入碗内，加盐和适量温开水调拌均匀待用。

③锅内加水，放在大火上烧开，把鸡蛋碗放入屉内，上锅蒸15分钟，成豆腐脑状待用。

④炒锅内放入适量水，水开后放入海米末、蔬菜末、番茄酱或番茄末、精盐，勾芡淋入麻油即成什锦。

⑤将粥盛入碗中，将蛋羹挖一勺盖在粥面上，最后将什锦盖在粥碗的蛋羹上面。

⑥制作时，蛋液内要加凉开水或温水，不能加凉水。

⑦蒸时用大火，防止蒸老。

⑧勾什锦汁时不能放酱油，芡不要勾得太稠，吃时芡浇蛋羹上。

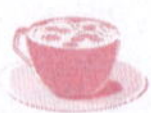

双豆粥

【原料】赤小豆50克，黄豆30克，糙米30克，葡萄糖适量。

【用法】每天可喂1～2次，一次1小碗。适合9个月以上婴儿食用。

【功效】现代医学认为赤小豆有消肿解毒之效，对于怕冷或肾脏性水肿，有一定的效果，而黄豆对较瘦弱、营养不良的婴幼儿来说是最佳的食物。

制作 · How to do

①将赤小豆、黄豆、糙米泡水6小时以上。

②赤小豆加适量水煮烂备用。

③糙米加适量水与黄豆一同放入果汁机中打烂，滤渣取汁置于炉上，用中小火边煮边搅拌，煮开后，关火待温。

④黄豆糙米汁中放入葡萄糖，与焖烂的赤小豆粒(汤汁不要)混合煮至软烂，趁温热时饮用。

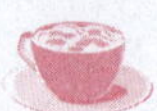

丝瓜粥

【原料】丝瓜500克，大米100克，虾米15克，生姜、葱各适量。

【用法】每天可喂1～2次，一次1小碗。适合7个月以上婴儿食用。

【功效】本食谱粥烂，味清香，有滋有味。丝瓜含有皂甙、丝瓜苦味素、瓜氨酸、木聚糖、脂肪、蛋白质、维生素B、维生素C等成分，其味甘性凉，能清热、凉血、解毒，与大米、虾米同用煮粥，有清热和胃、化痰止咳作用。婴儿的呼吸系统娇嫩，易受外部感染，常食此粥，可减少慢性支气管炎、咳嗽或咽喉肿痛等病症的发生。

制作·How to do

①将丝瓜洗净，去瓤，切块备用。

②大米洗好备用。

③锅内加水，上火烧开，倒入洗好的大米煮粥，将熟时，加入丝瓜块和虾米及葱、生姜，烧沸入味即成。

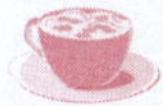

杏仁糙米粥

【原料】南杏仁30克，糙米30克。

【用法】每天可喂1～2次，一次1小碗。适合7个月以上婴儿食用。

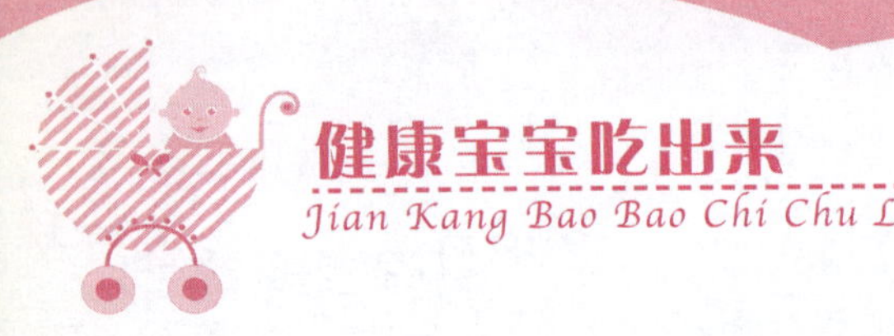

【功效】本食谱止咳化痰，适用于小儿咳嗽。对于因牛奶过敏、便秘、不喜欢吃副食的婴儿来说，都可用这道饮品取代牛奶。日常饮用时，原料的比例可视需要调整，如痰过多者，可加重南杏仁分量，而婴儿拒吃副食品或厌奶时，则多加糙米，以充当主食。

制作·How to do

①将南杏仁与糙米洗净，泡水4～6小时以上。

②将糙米与南杏仁放入果汁机中，加水以瞬间打法先打20秒，再快打2分钟后，让马达稍冷却一下，续打2分钟，倒出，用过滤网去渣取汁。

③将汁液加适量的水，置于火上，以中、小火煮滚，注意要边煮边用大汤勺或搅蛋器搅拌，以免烧糊。滚开后，熄火，待温，可当牛奶来喝。

④也可将杏仁糙米奶与麦粉调和，给婴儿食用。

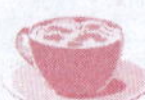

鱼肉松粥

【原料】大米125克，鱼肉松75克，菠菜50克，精盐2克。

【用法】每天可喂1～2次，一次1小碗。适合7个月以上婴儿食用。

【功效】本食谱粥稠，味清香，适于婴幼儿食用。大米、鱼肉、菠菜都含有较多的蛋白质和维生素，是促进小儿生长的佳品。

制作 · How to do

①将大米淘洗干净，放入锅内，倒入1 250克水用大火煮开，再转为微火煮至黏稠，备用。

②将菠菜用开水烫一下，捞出沥水，切成碎末，放入锅中粥内，加入鱼肉松、精盐，调好口味，用微火再煮数分钟即成。

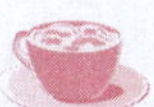

鱼香粥

【原料】大米30克，木耳1片，青菜叶2片，番茄20克，鱼肉、白酱油各适量。

【用法】每天可喂1～2次，一次1小碗。

【功效】本食谱很适合牙齿长得不健全的婴儿，但须把原料切得很碎，如果用肋骨汤汁来煮会更加美味。但体重超重的婴幼儿则不需再添肋骨汤，此煮法就能获得充分的养分，不过若青菜、番茄不是有机的，就须汆烫，尤其是青菜叶，汆烫完后挤干水分，待汤汁煮好时才放入。

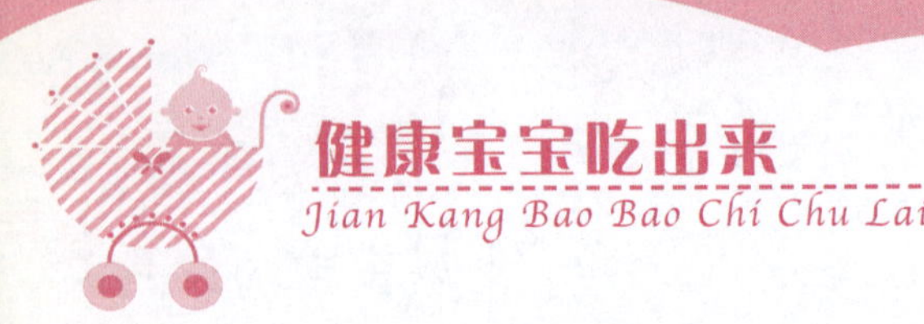

制作·How to do

①将大米洗净，浸泡在水中待用。

②木耳切碎粒。

③将鱼肉氽烫泡水，沥干后切碎。

④青菜去梗留叶切碎，番茄切碎丁。

⑤锅中放入浸泡过的大米及泡米水，将锅置于火上煮开，依序将木耳、鱼肉放入米锅里煮5分钟，番茄放入煮3分钟，最后粥熟时将青菜叶及调味料入锅，焖煮3分钟后熄火。

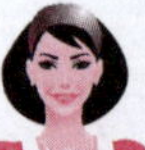

妈妈喂养经

喂哺婴儿的小匙，金属的不太适宜，因为质硬，传热快，喂热的食物，入口便接触到“匙”的热力，喂冻的食物，也会感到冻，所以用胶的小匙较为适宜。

试验食物的热度方法：母亲可以将少许粥放在自己的手背，便可感受温度了。

10～12个月宝宝的合理配餐及精选食谱

婴儿10～12个月时，每天要供给丰富的蛋白质食物，如乳类、鱼、肉、蛋、豆制品等，以满足生长发育的需要。要适当供应粥、面条、小饼干等，以提供足够的热能。经常给孩子吃些蔬菜和瓜果，它们能提供维生素和无机盐，促进消化，增加食欲。经常吃一些肝脏、动物血，以保证铁的供应。烹饪方法要多样化，注意色、香、味、形，且要软、细、碎、烂，以利于消化。可添加各种软食，如烂饭、馒头等，采取多样化的食谱，添加的辅食大多为固体形的碎块，吃饭的时间和次数也渐渐与成人接近。此外，要注意饮食卫生，每次进食后再喂少量白开水，可清洁口腔，防止龋齿。

百合粥

【原料】百合50克，莲子(带芯)30克，糯米100克，红糖适量。

【用法】每天可喂2～3次，一次1小碗。

【功效】本食谱软糯、甜蜜，其中百合味甘，微苦，性微寒，能润肺止咳、清心安神，含有淀粉、蛋白质、脂肪、多种生物碱、钙、磷、铁等成分，与糯米同煮成粥，睡前食用，或分早、晚两次食用，可润肺，清心安神，减少婴儿夜间啼哭。

制作 · How to do

①将百合、莲子、糯米洗净，分别放入水中浸泡1小时。

②将洗净的百合、莲子一同放入锅中，加水适量，与糯米同煮成粥，粥成加红糖煮沸即可。

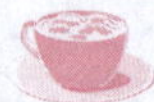

扁豆绿豆粥

【原料】白扁豆50克，绿豆50克，大米100克，白糖适量。

【用法】每天可喂2～3次，一次1小碗。

【功效】本食谱清暑和中，适用于暑湿脾胃失和、吐泻烦渴的婴儿。其中白扁豆可清暑化湿，健脾和中，与绿豆同用既能清暑除烦又生津解渴，煮粥食用，以增强滋润之性，清香适口，可经常食用。

制作 · How to do

取白扁豆、绿豆、大米淘净同煮成粥，加白糖调味即可。

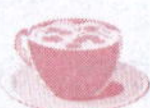

骨汁粥

【原料】猪腿骨1根，大米50克，白术10克，白糖适量。

【用法】每天可喂2～3次，一次1小碗。

【功效】本食谱白术味苦、甘，性温，能补脾燥湿，利水止汗。猪髓味甘，性寒，补骨髓，益虚劳。常食用此粥可健脾益胃，对于不爱吃饭的婴儿可提高吃饭的胃口，增加饭量。同时还可以强健筋骨，有利于婴儿牙齿的发育。

制作 · How to do

①将猪腿骨洗净放锅中加水煮开，再放入15克醋同煮，煮至汤白，骨酥髓出，取汤汁备用。

②将大米、白术洗净一同放入骨汤锅中煮至粥成，加糖服。

果香藕片粥

【原料】大米50克，鸡蛋1个，猪肉末30克，青蒜末10克，植物油10克，酱油15克，精盐5克，黄酒5克，味精2克，鲜汤300克，湿淀粉30克，葱、生姜末适量。

【用法】每天可喂2～3次，一次1小碗。适合10个月以上的婴儿食用。

【功效】本食谱味道鲜美，营养丰富，入口即化。鸡蛋和猪肉末含有能提供生长、细胞修补、维持体内新陈代谢所需的蛋白质，同时又含有丰富的铁质及其他无机盐及维生素A、维生素D等，是婴儿生长发育的重要营养素，有助于促进小儿生长。

制作·How to do

①将大米洗净后放入锅内加水煮成粥。

②将鸡蛋打入盆内，搅打均匀后，加入凉开水、精盐搅匀，用大火、开水蒸15分钟，呈豆腐脑状即成。

③将油放入锅内，投入肉末煸炒断生，加入葱姜末、酱油、精盐、黄酒、鲜汤，开锅后加入味精，勾芡，撒入青蒜，盛入盆内。

④食用时先将粥盛入碗内，再往碗内舀一勺蛋羹，再将一勺肉末卤浇在上边即成。

鸡蛋粥

【原料】鸡蛋1～2个，大米50克。

【用法】每天可喂2～3次，一次1小碗。

【功效】本食谱能滋阴润燥，养血补虚。此粥适合于婴儿因发烧引起的烦渴、燥性咳嗽、声音嘶哑，以及眼睛发红、咽痛、泄泻、痢疾、瘦弱多病等。

制作·How to do

①将大米洗净放入锅中，加适量水，先以大火煮开，再变小火煮至粥黏。

②鸡蛋煮熟去壳，将蛋白、蛋黄取出压成粉，放入煮熟的粥中，加入白糖。

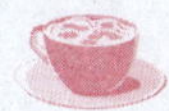

桂圆大枣粥

【原料】桂圆肉10克，大枣3枚，大米50克。

【用法】每天可喂2～3次，一次1小碗。

【功效】本食谱粥稠米烂，微有甜味，桂圆肉性甘平，含有丰富的蛋白质和维生素类成分。桂圆肉为补品中之上品，与大枣、大米同食，起到安神定惊作用，可减轻小儿夜啼症。

制作·How to do

将桂圆肉、大枣、大米洗净，同放在砂锅内，加入适量水煮成粥，粥熟后用筷子夹出枣核、枣皮和桂圆肉渣，即可食用。

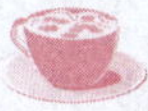

木耳粥

【原料】黑木耳30克，大米100克，大枣50枚，冰糖适量。

【用法】每天可喂2～3次，一次1小碗。

【功效】本食谱软烂，且甜蜜适口。黑木耳味甘，性平，能凉血止血，润肺益胃，利肠道。大枣能补气养血。婴儿食用此粥，可防止鼻出血、大便出血。

制作·How to do

①先将木耳用凉水浸泡半天，捞出洗净切碎。

②大米洗净后放入水内浸泡。

③大枣洗净泡软，去皮，切成碎片。

④将所有原料放入锅内加适量水同煮为粥，加入冰糖，糖化即成。

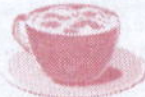

南瓜菠菜粥

【原料】南瓜30克，菠菜1颗，大米40克。

【用法】每天可喂2～3次，一次1小碗。

【功效】本食谱南瓜可强健消化器官，亦可充沛体力，并有造血功能，但吃多了会胀气。而菠菜含丰富铁质、叶酸、氨基酸等，也是婴幼儿成长所需维生素的好来源。10个月的婴儿多已长牙，此粥很适合训练婴儿咀嚼能力，同时

南瓜的甘甜美味，不需另添加调味。

制作·How to do

①南瓜削皮切块、蒸软，加1杯水放入果汁机打烂(需打很烂)备用。

②菠菜只取叶子，剁得很碎备用。

③大米洗净放入锅内煮开，加入打烂的南瓜，以小火煮至粥将熟时放入菠菜叶，盖上锅盖焖3分钟，熄火，稍温再食。

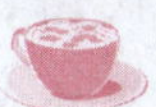

肉末青菜粥

【原料】大米或小米250克，肉末150克，青菜200克，植物油50克，酱油25克，精盐10克，葱花、生姜末各适量。

【用法】每天可喂2～3次，一次1小碗。适宜10个月的婴儿食用。

【功效】本食谱稠黏肉香，咸淡适口，促进生长。

制作·How to do

①将大米淘洗干净，放入锅内，加入水，用大火烧开后，转微火煮透，熬成粥。

②将绿叶蔬菜切碎，然后将油倒入锅内，下入肉末炒散，再下入葱姜末、酱油炒

匀，投入青菜炒数下，放入米粥内，加入精盐尝好味，熬煮一下即成。

③注意要点：熬粥时不要放碱，以免破坏营养；粥要熬至稠黏；肉末煸炒一下再与粥同熬。

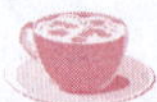

西瓜西米粥

【原料】西瓜100克，西米露适量。

【用法】每天可喂2～3次，一次1小碗。适合10个月以上婴儿食用。

【功效】本食谱西瓜是夏季盛产的水果，含有大量的水分，可促进新陈代谢，有利尿作用。因是水果做的，故需马上饮完，不可久留，另不宜用冰冷的西瓜汁喂食幼儿。

制作 · How to do

①锅里放适量水煮开，将西米露放入，煮至涨大变软后熄火备用。

②西瓜洗净，擦干外皮的水分(避免生水进入)，再切取6等份中的1片，去皮切块，放入果汁机中打烂，滤渣取汁。

③将西瓜汁放进碗里，捞起西米露放进西瓜汁里，即可食用。

杏仁蜜奶粥

【原料】杏仁露30克，蜂蜜300克，鲜牛奶500克，淀粉50克。

【用法】随意饮用。每天可喂2～3次，一次1小碗。

【功效】本食谱润肺止咳，化痰平喘。适用于小儿哮喘。

制作 · How to do

砂锅上火，加开水约800毫升，加入杏仁露搅匀，煮沸，加入鲜牛奶，再煮沸，加湿淀粉勾成芡汁，然后加入蜂蜜搅匀即成。

羊肉胡萝卜粥

【原料】大米30克，羊肉40克，胡萝卜、洋葱各适量。

【用法】每天可喂2～3次，一次1小碗。适合10个月以上婴儿食用。

【功效】本食谱羊肉含铁高，增强体质。胡萝卜含维生素A、维生素C。洋葱含维生素C，帮助铁的吸收，去除羊肉的膻味。

制作 · How to do

①将大米洗净，放入水中浸泡片刻。

②将胡萝卜、洋葱分别切成碎粒。

③将羊肉剁碎，放入锅里用少许油炒熟。

④将炒好的羊肉连同米、胡萝卜、洋葱放入锅里加水煲2～3小时，煲至粥稠肉烂，即可喂食。

芋泥芝麻粥

【原料】大米30克，芋头半个，天然黑芝麻粉30克，葡萄糖适量。

【用法】每天可喂2～3次，一次1小碗。冬天宜温热食用，夏天宜温食。

【功效】本食谱促进肠胃蠕动，防止小儿便秘。

制作·How to do

①芋头切小块，放进电锅蒸到熟软，再用勺子压成泥状备用。

②将大米洗净放入锅内煮粥，粥将成时放入芋泥搅拌，再放入芝麻粉，边煮边搅片刻即成。

③喜甜味者，可同时加入葡萄糖，即可食用。

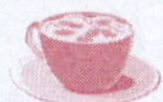

蛋花面条

【原料】细面条50克，大白菜10克或油菜10克，鸡蛋25克，肉汤150克，酱油4克，麻油1克。

【用法】随量食用。适合10个月以上婴儿食用。

【功效】本食谱味道鲜美，促进生长。

制作 · How to do

①将细面条切成小段，蔬菜切成碎末。

②肉汤中加入酱油，用小火煮沸后放入面条段和蔬菜碎末，煮至原料熟烂，打入鸡蛋，稍焖片刻，视蛋熟淋入麻油即可。

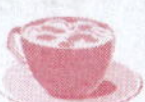

番茄饭卷

【原料】软米饭75克，鸡蛋1个，胡萝卜、番茄、葱头各15克，植物油、精盐各适量。

【用法】随量食用。

【功效】本食谱软烂味香，富含蛋白质、糖类、铁、维生素C，还含有较多的维生素A、维生素B_1、维生素B_2、胡萝卜素等营养素，有助于促进小儿生长。

制作 · How to do

①将鸡蛋打入碗内，搅打均匀，用炒锅摊成1张蛋皮。

②胡萝卜、番茄、葱头分别切成碎末。

③炒锅上火，放入植物油，下入葱头、胡萝卜末炒软，再加入米饭和番茄、精盐拌匀。

④将混合后的米饭平摊在蛋皮上，卷成卷，再切成段即成。

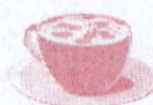

烂面条糊

【原料】细面条50克，黄油5克，精盐适量。

【用法】随量食用。

【功效】本食谱富含蛋白质、脂肪、糖类，还含有一定量的钙、磷、铁、锌及多种维生素，有助于促进小儿生长。

制作 · How to do

①将水烧开，加少许精盐，下入细面条煮熟。

②将面条沥去水分，装入搅拌器中，加入黄油搅烂，盛入盘内喂食。

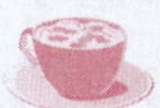

猪肝马铃薯糊

【原料】猪肝20克，马铃薯15克，大米30克，精盐1克。

【用法】随量食用。适合10个月以上婴儿食用。

【功效】本食谱软糯咸香，富含蛋白质、铁、维生素A、维生素B_2等营养素。婴儿在6个月后，从母体内取得的铁质已逐渐耗尽，而乳类饮品又不能提供足够的铁质，很容易形成贫血。肝类含丰富的铁质，有助于构成红细胞中的血色素，对缺铁性贫血患儿尤为有益。

制作·How to do

①将猪肝煮熟，切成薄片，水留用。

②取1～2片猪肝捣碎，其余可放入冰箱急冻，留下一次使用。

③马铃薯煮熟，压成薯蓉。

④用煮猪肝的水加大米煮烂，成糊状，再加入薯蓉和碎猪肝，用少许盐调味即可。

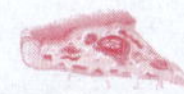

营养蛋饼

【原料】鸡蛋25克，净鱼肉20克，净葱头10克，黄油6克，番茄酱适量。

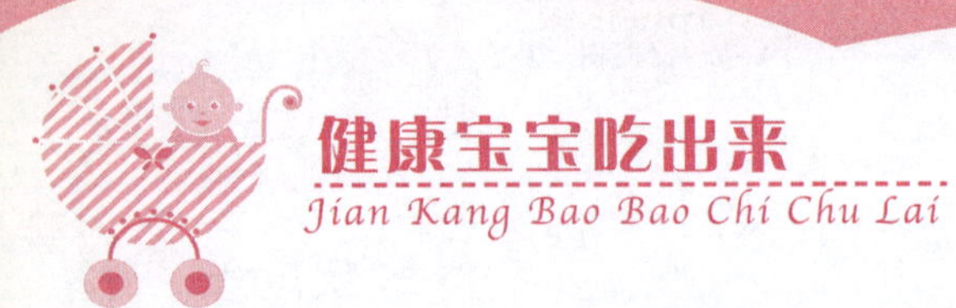

【用法】随量食用。适合6～9个月婴儿食用。

【功效】本食谱色泽美观，软嫩鲜美，营养全面，含有婴儿生长发育需要的优质蛋白质、脂肪、钙、磷、铁、锌及维生素A、维生素B_1、维生素B_2、维生素C、维生素D、维生素E等多种营养素，有助于促进小儿生长。

制作 · How to do

①葱头切成碎末。

②鱼肉煮熟后放碗内碾成泥。

③将鸡蛋打入碗内，加鱼泥、葱头末调拌成馅。

④黄油放入平底锅内熔化，将馅团做成小圆饼，放油锅内煎呈两面色金黄，将番茄酱浇在饼上即可。

⑤制作要点是：要将原料研碎，用微火将蛋饼煎熟。但要防止煎老，以免影响婴儿食用。

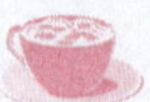

豆腐萝卜玉米糊

【原料】豆腐100克，胡萝卜5克，四季豆5克，黄玉米粉10克，水375毫升，麻油2克。

【用法】随量食用。

【功效】本食谱色艳味美，营养丰富，促进生长。

制作 · How to do

①将胡萝卜、四季豆洗净。上笼蒸熟后取出，用食品粉碎机制成糊状。

②豆腐用勺背碾碎。

③锅中加水煮沸后，放入上述蔬菜糊和黄玉米粉，中火边煮边搅拌，煮至菜烂米熟，淋入麻油即成。

多味鸡肝糕

【原料】鸡肝250克，鸡蛋1个，鸡蛋黄1个，奶油(或牛奶)60克，番茄酱125克，面包1片，植物油5克(1岁以后可加精盐、胡椒粉、花椒粉、肉豆蔻各少许)。

【用法】随量食用。

【功效】本食谱外形似馒头状，质软，放入嘴中即化，适宜婴幼儿食用。

制作 · How to do

①将鸡肝切成块。

②面包去掉外面的硬皮，切成3厘米见方的块。

③将鸡肝块、面包块、鸡蛋、鸡蛋黄混合，用食品粉碎机制成泥，再加入奶油搅匀。

④碗中涂上植物油，将混合物倒入碗中，隔水蒸约20分钟即成鸡肝糕。

⑤取出鸡肝糕，淋上番茄酱即可。

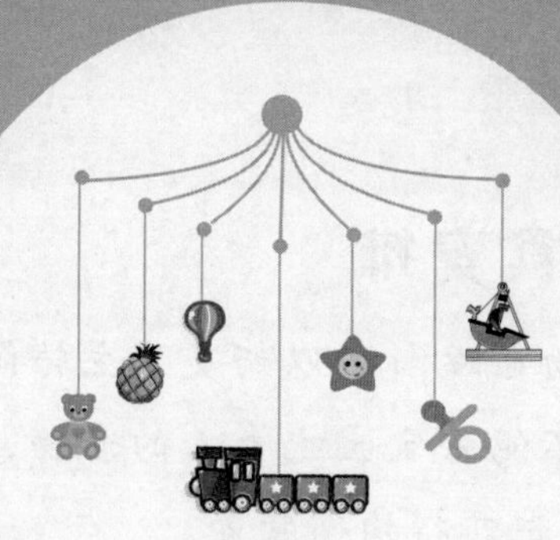

1～2岁 宝宝的饮食安排

BAO BAO DE YIN SHI AN PAI

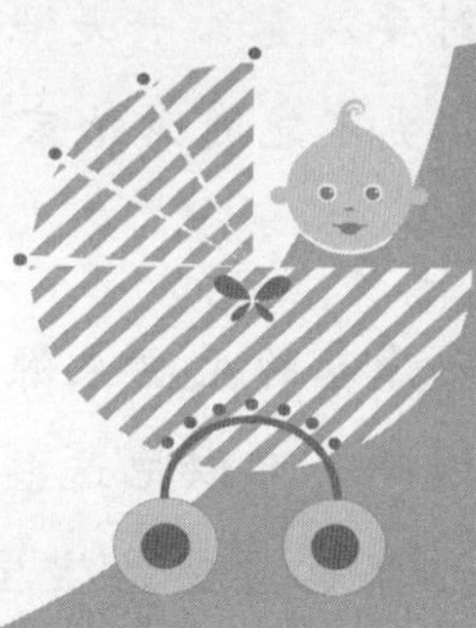

1～2岁宝宝的饮食安排

1～2岁的宝宝将陆续长出十几颗牙齿，主要食物也逐渐从以奶类为主转向以混合食物为主，而此时宝宝的消化系统尚未成熟，因此还不能给宝宝吃大人的食物，要根据宝宝的生理特点和营养需求，为他制作可口的食物，保证获得均衡营养。

少食多餐

由于宝宝的胃容量有限，所以应该少吃多餐，一方面有利于孩子获得生长所必需的营养，另一方面也有助于适应孩子尚未成熟的消化系统。1岁半以前可以给宝宝三餐以外加两次点心，点心时间可在下午和夜间。1岁半以后减为三餐一点，点心时间可在下午。但是加点心时要注意：一是点心要适量，不能过多，二是时间不能距正餐太近，以免影响正餐食欲，更不能随意给宝宝零食，否则时间长了会造成营养失衡。

多吃蔬果

宝宝每天营养的主要来源之一就是蔬菜，特别是橙绿色蔬菜，如西红柿、胡萝卜、油菜、柿子椒等。可以把这些蔬菜加工成细碎软烂的菜末炒熟调味，给宝宝拌在饭里喂食。要注意水果也应该给宝宝吃，但是水果不能代替蔬菜，1～2岁的宝宝每天应吃蔬

菜、水果共150～250克。

●蛋白适量

肉类、鱼类、豆类和蛋类中含有大量优质蛋白，可以用这些食物炖汤，或用肉末、鱼丸、豆腐、鸡蛋羹等容易消化的食物喂宝宝。1～2岁的宝宝每天应吃肉类40～50克，豆制品25～50克，鸡蛋1个。

●常喝牛奶

牛奶营养丰富，特别是富含钙质，利于宝宝吸收，因此这一时期牛奶仍是宝宝不可缺少的食物，每天应保证摄入250～500毫升。

●粗细搭配

粗粮细粮都要吃，可以避免维生素B_1缺乏症。主食可以吃软米饭、粥、小馒头、小馄饨、小饺子、小包子等，吃得不太多也没有关系，每天的摄入量在150克左右即可。

如何教宝宝自己吃饭

当宝宝习惯于用勺子吃辅食时，每次喂饭宝宝都喜欢来抢夺妈妈手中的餐具，这是

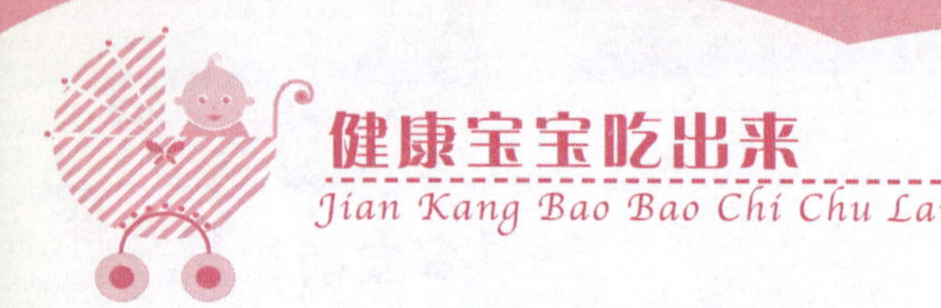

训练宝宝自己吃饭的一个很好的时机。这时候，妈妈可以在每次喂饭时，也给宝宝另外准备一个勺子和一个小碗，当然应该是不易碎裂的塑料制品，让宝宝自己拿着，比划比划，这时的宝宝一般不会来挖碗里的食物，而是拿着餐具高兴地敲敲打打，对吃饭也更加有了兴趣。

过一段时间后，也许在1岁左右，宝宝可能就会用勺来挖碗里的食物，并模仿大人把勺子里的食物送到自己嘴里，想自己“吃饭”。这是训练宝宝自己吃饭的最好时机。这时的宝宝很可能因此会把饭菜洒得一身一地。有的妈妈爱干净，也怕麻烦，不愿意宝宝把一切弄得脏乱不堪，往往就生气地制止宝宝这种行为，岂不知这样做实际上是扼杀了宝宝自主自立学吃饭的萌芽，时间长了，宝宝就会认为吃饭就是一个被动接受的过程，与自己无关。

正确的做法是给宝宝穿上一个围兜，尽量防止弄脏衣服，但完全避免是不可能的，妈妈对此不要太在意。然后在喂宝宝的同时，把饭菜也拨一点点在宝宝的小碗里，比如几粒米饭、一片菜叶，让宝宝试着自己挖起来送进嘴里，开始不成功没关系，允许宝宝多次尝试，即使饭菜洒到了地上，这时也不应该过分批评宝宝，更不能因此而制止他。很快你会惊喜地发现，宝宝能够比较自如地完成这个动作了，这时要及时鼓励宝宝，夸

奖他说："宝宝真能干，自己会吃饭了。"这样宝宝也会很开心，自己动手的积极性就更高了。当然，这时宝宝吃饭主要还是要靠大人喂。

随着宝宝动手能力的加强，可以试着让宝宝独立吃完一部分食物。比如，在碗里饭菜所剩不多时，让宝宝自己吃掉剩余的食物，如果宝宝能够独立完成，就予以积极鼓励，这会让宝宝产生一种成就感，也有助于自信心的培养。对于一些小馒头、小包子之类食物，完全可以让宝宝自己拿着吃。这样有的宝宝在1岁半以后，慢慢地就可以逐渐过渡到自己吃饭了，甚至有的宝宝2岁左右就可以使用筷子夹菜了。等宝宝会自己吃饭以后，有时也会不肯自己吃，这时不要过分迁就他，告诉他吃饭是他自己的事，让别人喂饭没羞，使他树立自立光荣的意识和观念。这样到3岁时宝宝上幼儿园后，就不用担心宝宝自己吃饭的问题了。

有的父母或老人心疼宝宝，凡事总爱包办代替，总说宝宝还小，长大自然就会了。殊不知宝宝的许多坏习惯都是大人"培养"出来的。就从自己吃饭这件事来说，如果大人总是过分主动，宝宝自然就会相应被动，久而久之，不仅在吃饭这件事上总处于被动状态，甚至连性格和其他行为习惯都会变得被动起来，缺乏自信，自理能力差，依赖性越来越强，责任心淡薄。这对宝宝身心的健康发展都是不利的。因此培养宝宝良好行为习惯要从小事做起。

如何让宝宝爱上蔬菜

到了1岁以后，一些宝宝对饮食流露出明显的好恶倾向，不爱吃菜的宝宝多起来。可是不爱吃菜会使宝宝维生素摄入量不足，发生营养不良，影响身体健康。因此，培养宝宝爱蔬菜是父母的必修课。

一般来讲，宝宝的口味是大人培养出来的，小时候没吃惯的东西，有的人长大后可能会一辈子不接受。因此，培养宝宝爱吃蔬菜的习惯要从添加辅食时做起。添加蔬菜辅食时可先制作成菜泥喂宝宝，比如胡萝卜泥、土豆泥。现在也有为断奶期宝宝特制的蔬菜泥产品，可以根据实际情况选用。

待宝宝慢慢适应后，再将蔬菜切成细末，熬成菜粥，或添加到烂面条中喂给宝宝。等宝宝出牙后，有了一定的咀嚼能力时，就可以给宝宝吃炒碎菜了，可把炒好的碎菜拌在软米饭中喂宝宝。有的蔬菜的纤维比较长，注意一定要尽量切碎。这样循序渐进，宝宝会很容易接受。一般情况下，长大后吃蔬菜也就不会有什么问题了。

如果宝宝从小吃蔬菜少，而偏爱吃肉，长大后就很可能不太容易接受蔬菜。这时就

要爸爸妈妈多花些功夫了。

首先，父母要为宝宝做榜样，带头多吃蔬菜，并表现出津津有味的样子。千万不能在宝宝面前议论自己不爱吃什么菜，什么菜不好吃之类的话题，以免对宝宝产生误导。

其次，多向宝宝讲吃蔬菜的好处和不吃蔬菜的后果，有意识地通过讲故事的形式让宝宝懂得，吃蔬菜可以使身体长得更结实、更健康。

第三，注意改善蔬菜的烹调方法，给宝宝做的菜应该比为大人做的菜切得细一些、碎一些，便于宝宝咀嚼，同时注意色香味形的搭配，增进宝宝食欲。

第四，也可以把蔬菜做成馅，包在包子、饺子或小馅饼里给宝宝吃，宝宝会更容易接受。

同时特别注意，不宜采取强硬手段，特别是如果宝宝只对个别几样蔬菜不肯接受时，不必太勉强，可通过其他蔬菜来代替，也许过一段时间宝宝自己就会改变的。

总之，最有效的方法还是在1岁以前就让宝宝品尝到不同的蔬菜口味，为以后的饮食习惯打好基础。

如果宝宝已形成了不吃菜的习惯，怎么办呢？

此种情况下，就不应该再逼他吃菜来让他倒胃口，而是应该将菜巧做。比如芹菜、韭菜、洋葱可切碎了加入猪肉泥、虾肉泥做馅，包成饺子、包子，或用鸡蛋糊摊成鸡蛋皮，包成类似春卷的食品。还有胡萝卜、白萝卜、菠菜等，可剁碎了加入肉泥做成丸子，放在骨头汤里煮熟。宝宝一看到汤锅里的红、绿、白的彩色丸子就会食欲大增，高兴地大吃起来，全然不知里面有菜。等宝宝爱吃了再告诉他，这些美味都是青菜做成的。慢慢地宝宝就会接受吃青菜。

为宝宝选择肉蛋类食物要适量

宝宝生长发育特别需要大量优质蛋白质以构成机体的组织，所以在宝宝的饮食中必须有肉和蛋。但是，就像人不吃饭会饿死，吃多了也会撑死一样，宝宝不吃肉和蛋不行，肉和蛋吃多了也不行。吃多了对他们的生长发育非但没有好处，还会有许多弊端。

当大量的肉和蛋被摄入机体导致蛋白质摄入过多时，由于蛋白质构成组织的作用完成，剩余的蛋白质将氧化供能，承担了主要由糖类来完成的工作任务。这就像制造飞机的材料用来做炊具一样，尽管也派上了用场，但却是“大材小用”，实为一种浪费。

过多的蛋白质、脂肪进入人体内，既加重了胃肠道的负担，又会累及肾脏而打乱体内的氮平衡，导致高氨血症和血中尿素升高，引起代谢性酸中毒。特别是大量进食高蛋白、高脂肪的食物时，常常加重肝、胆、胰等消化腺体的负担。而宝宝的消化吸收是有

一定限度的，在饮食过量的情况下，消化液的分泌便显得不够充分了，加之大量食物对胃肠的扩张，使其机械的消化运动受到限制，食物在胃肠中的研磨受到障碍，搅拌也不均匀，导致消化不完全，吸收不彻底。未被消化吸收的营养素便在胃肠中发酵、腐败，产生毒素和气体，于是宝宝可出现呃逆(打嗝)、口臭，甚至腹痛、腹泻，对健康不利。

白开水是宝宝最好的补水方式

目前市场上的饮料可谓是五花八门，各种各样的饮料吸引着宝宝，也让父母挑花了眼。由于大多数的饮料都声称具有诸如保健、益智、营养等功能，于是许多家长不惜多花钱，也要让宝宝喝“有益健康”的东西。有时甚至将饮料取代水。那么，让宝宝喝什么好呢？正确的答案是白开水。那么，宝宝究竟应该喝多少水呢？这要视年龄而定，并非越多越好。

◎ 在新生儿期，喝水量要严格掌握，因为宝宝的肾脏发育尚未完善，一次20毫升即可。

◎ 随着月龄增长，喝水量也要相应增多。一般来说，吃母乳的宝宝需水量相对少，而喝牛奶的宝宝需水量就多一些。

◎ 到了1岁，宝宝活动量大了，需水量也更多了。此时，应该让宝宝每天至少喝3次水，每次水量在100～200毫升左右。天气干燥及夏天时还要相应增加。

◎ 过了1岁，宝宝每天的水量就应在500毫升以上。

虽然喝白开水是最好的补充水的方式，也不是说别的水不能喝。为了满足宝宝喜欢甜味、喜欢漂亮颜色的要求，可以为宝宝自制一些果汁。

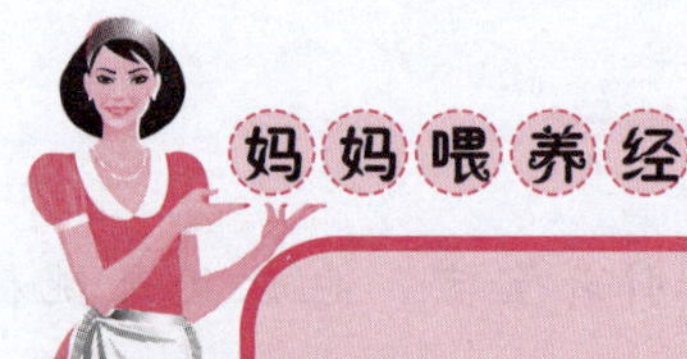

宝宝易喝果汁

· 橘子汁、番茄汁和山楂汁

这类饮料含有大量的维生素C且含有丰富的钠、钾等盐类，还有利尿的作用。用新鲜橘子自制橘汁，再用凉开水稀释后饮用，最为卫生有益。

· 夏季的消暑饮料

用银花、红枣皮、绿豆花、扁豆花、杨梅等煮成汤，加一点糖，是夏季消暑解毒的好饮料。

宝宝不宜喝的饮料

兴奋剂饮料

如咖啡、可乐等，其中含有咖啡因，对宝宝的中枢神经系统有兴奋作用，影响脑的发育。

酒精饮料

酒精刺激宝宝胃黏膜、肠黏膜乳头，可造成损伤，影响正常的消化过程。酒精对肝细胞有损害作用，严重时可有转氨酶增高。

茶叶水

虽然含有维生素、微量元素等对人体有益，但宝宝对其所含茶碱较为敏感，可使宝宝兴奋、心跳加快、尿多、睡眠不安等。茶叶中所含鞣质与食物中蛋白质结合，影响消化和吸收。饮茶后铁元素的吸收下降2～3倍，可致贫血。如以色列人有让婴儿喝茶的习惯，其中32.6％的婴儿有贫血症，而不喝茶的婴儿患贫血症只占3.5％。

汽水

内含碳酸氢钠，中和胃酸，不利于消化。胃酸减少，易患肠道感染。含磷酸盐，影响铁的吸收，亦可成为贫血的原因。

宝宝偏食易得牙病

偏食对宝宝最大的危害莫过于阻碍了身体的生长发育，然而，偏食还是引起牙颌畸形、牙齿生长发育不良及龋齿等多种牙病的罪魁祸首。

偏爱吃精细柔软食物的宝宝，因其颌骨长期得不到强有力的功能刺激，便会造成整个牙齿的发育不良，其恶果是使颌骨容纳不下所有的牙齿，以致牙齿拥挤、排列不齐，即牙科医生所说的“牙颌畸形”。此外，精细食物会使宝宝发生营养不良，这除了会影响宝宝身体的生长发育之外，还会影响其颌骨的生长发育。

偏爱甜食的宝宝，不仅更容易生龋齿，还会导致近视。因此，让宝宝适当吃些糖果与甜食即可，不要过度。睡前不宜吃含糖食品，即使是睡前刷牙，也不宜吃，因为宝宝刷牙往往不彻底。在白天，每次进食甜食后，家长都应督促宝宝及时喝白开水漱口。

宝宝偏食还易造成维生素A和维生素C的缺乏，而这两种维生素对牙齿的生长有重要的作用。偏食还必然会导致维生素D和钙、磷的缺乏，这势必导致牙齿钙化不良，使之抗龋能力减弱。

偏食所引起的蛋白质缺乏更是不容忽视，这不但会使牙齿形态异常，而且会使牙齿

生长迟缓，萌出困难。

为了防止各类牙病，保障宝宝的身心健康，爸爸妈妈要想办法纠正宝宝的偏食顽习，切不可姑息迁就。最好要让宝宝吃得“杂一点儿”、“粗一点儿”，并要经常给他们换花样、换品种，让他们适应各种口味。对于偏爱甜食的宝宝，家长也应及时予以纠正。

如何纠正宝宝偏食

一般来说，宝宝们都喜欢味道较甜、较香的食品，因为这些食品不仅适合宝宝的口味，而且在精神上和情绪上都能使他们产生良好的感觉，也是能量和蛋白质的重要来源，而婴儿期较多的添加糖类也是不可忽视的因素。由于婴儿期极少或根本没有接触过苦味和酸味食物，成长至幼儿期对此类味感极不适应。所以，在他们味觉全部完善以前，即母乳期便有意识地让他们接触酸、苦、甜、香、辣和咸味，既可预防今后出现偏食，又可增加各类营养物质。如添加有葱和盐的鱼汤，放有少量胡椒和辣椒的菜汤，加有老醋的汤面等，都少量给予。随着其适应和年龄的增长，逐渐加量。但应注意，添加这种有味食品时，应以某一味道为主，隔时更换，切不可两种或两种以上味道并重，更不可较长时期添加某一种有味食物。否则，达不到调整其味觉的效果，反而造成偏食其味。

同时，纠正偏食应当注意以下几点：

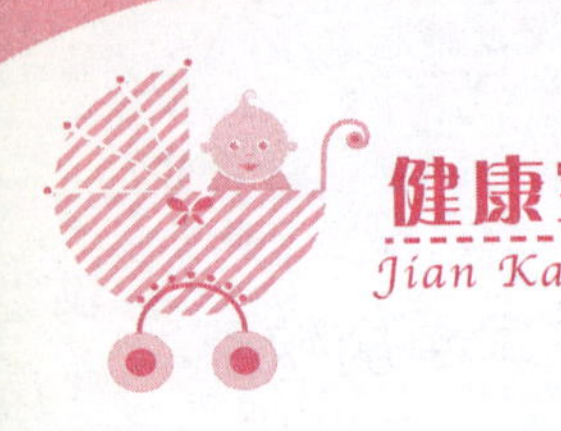

◎ 充分认识偏食对宝宝的生长发育、身体健康是十分不利的，使家长和宝宝本身能从主观上去纠正这种不良习惯；

◎ 进食要多样化，在喜爱吃的食物中夹杂不喜欢吃的食物，将某种不喜欢吃的食物的色、香、味加以调整，或设法改变这种食物的形态后再食用，这样也许可能纠正对某些食物的偏恶心理；

◎ 有的宝宝因对某种食物过敏而厌食，对于这种情况则不宜采用上述方法去纠正，不是特别重要的主食，可以不予纠正。如对米面之类的主粮过敏，则应在医生指导下进行脱敏治疗，自己不可强行纠正，以免发生过敏性疾病。

1～2岁宝宝的合理配餐及精选食谱

1周岁的婴幼儿大多已具备6～8个牙齿，随年龄增大，乳牙渐次出齐，已具备较好咀嚼功能，消化酶活力也增强。此时，乳类应为其辅助营养品，而不再作为主食，应由流质、半流质饮食逐渐过渡到软食。食物形式也发生变化，婴儿期的粥类、菜泥、肉末、鱼泥，可改用烂饭、碎菜、肉丸、鱼块等，但这种过渡必须循序渐进，搭配合理，在烹调上一定要做到细、软、碎、烂，以适应其消化能力。这个时期因处于断乳的前后阶段，婴幼儿每日应继续饮用乳类500克左右，如乳类不足时，可用豆乳品代替。进食次数

以每日5餐为宜，早、中、晚3餐加上、下午点心各1次，但2次点心的量不宜太多，以免影响正餐的食欲。

1～2岁幼儿的食品不仅要有营养，且要易于消化吸收。如果营养跟不上，再喂养不当，则易引起消化功能紊乱，造成营养不良，机体抵抗力低下，影响幼儿的健康生长发育。临床上所见的营养不良症往往出现在这个时期。

由于幼儿的生理发育特点，其营养需求不但不同于婴儿，也不同于成人。饮食要求碎、软、细、烂、新鲜、清洁，避免吃成人用的原味、荤腥、辛辣，不要吃生拌的鱼、虾、蔬菜，并且要注意掌握每日供给的各种营养物质是否充足。这个时期的婴幼儿的主要营养品可为牛奶、大米粥、小米粥、豆浆，适当增加主食。以面条、包子、面包片、饼干、蛋糕等软点为主。配以青菜泥、肉松、鱼松、煮熟的胡萝卜片、碎肝泥、鱼汤、鸡汤、骨头汤等，以及香蕉、苹果泥、橘子瓣等。每日的食品应合理地烹调，做成的菜饭要细、烂、软，味道要香，以引起孩子的食欲。随着年龄的增长，逐渐增加食物种类，到3岁以后，一般成人食品都可食用。

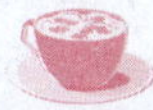

大枣粥

【原料】大米50克，大枣20个，冰糖适量。

【用法】每天可吃2～3次，一次1小碗。

【功效】本食谱补益气血，对小孩的生长发育有很大的好处。适用于久病体虚、脾胃功能薄弱者煮服食。

制作·How to do

大枣去核后洗净，大米淘净，一同入锅，加水适量用大火烧沸，再用小火熬煮成粥，起锅时放入冰糖搅匀。

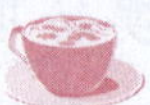

豆腐鱼肉粥

【原料】大米50克，豆腐蒸鱼酌量。

【用法】每天可吃2～3次，一次1小碗。

【功效】鱼和豆腐都是蛋白质丰富的食物，而且容易消化，利于小儿的生长发育。

制作·How to do

①把已蒸熟的豆腐蒸鱼，拣去鱼骨，将鱼肉及豆腐弄碎，加入少许蒸鱼的生抽、熟油，分量大约各15克或视食量而定；

②将大米洗净，加入水浸泡1小时；

③先把适量的水放入小煲内煲滚，后放入米及浸米的水煲滚，慢火煲成浓糊状的烂饭，加入豆腐、鱼肉搅匀煲滚，即可熄火。

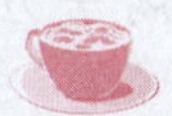

番茄粥

【原料】番茄30克，大米50克，海带鲜汤200克，精盐适量。

【用法】每天可吃2～3次，一次1小碗。

【功效】本食谱红白相间，味微酸，其中新鲜番茄中有种神奇物质叫番茄红素，是一种对人体健康有重大作用的化学物质。而且经过烹调的番茄含的有效成分更易被人体吸收。海带中富含碘质，是补充婴儿碘质的绝好来源。

制作 · How to do

①将番茄泡在开水里，随即取出去皮去瓤，切碎。

②将大米和海带鲜汤倒入小锅里煮开，再使用小火煮至粥成。

③煮好后加入番茄，用精盐调味。

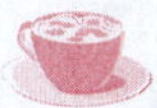

海带鸡肉粥

【原料】鸡胸脯肉30克，大米50克，海带鲜汤150克，菠菜1棵，酱油、白糖适量。

【用法】每天可吃2～3次，一次1小碗。

【功效】鸡肉是滋补力极强的食物，加之海带鲜汤的丰富碘质，菠菜中铁元素，这道粥能提供给孩子强力的滋补力量。经常食用此粥可使孩子充满活力，而且精力充沛，惹人喜爱。

制作 · How to do

①将鸡胸脯肉去筋，切成小块，用酱油和白糖腌一下。

②将菠菜炖熟并切碎。

③大米用海带鲜汤煮成粥，再放入菠菜、鸡肉同煮。

胡萝卜火腿粥

【原料】粟米肉50克，胡萝卜100克，火腿片20克，牛油10克，粟粉20克，鲜汤150克，白糖、精盐各适量。

【用法】每天可吃2～3次，一次1小碗。

【功效】本食谱营养丰富，促进生长，能提供纤维质、维生素A及维生素C。

制作 · How to do

①粟米肉、胡萝卜解冻后，洗净滴干水，胡萝卜切片；

②火腿片切成小粒；

③水或鲜汤1杯放入煲内煲滚，放入粟米肉、胡萝卜煲滚，慢火煮10分钟至黏，再放入火腿、调味及牛油搅匀，用粟粉勾芡成稀糊状即成。

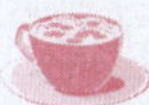

核桃粥

【原料】糯米50克，核桃5个，大枣3个，精盐适量。

【用法】每天可吃2～3次，一次1小碗。

【功效】两种食材具有养血、乌发的功效。

制作 · How to do

①将核桃砸开把瓤取出，泡在水里，将其薄皮剥去并捣碎；

②将大枣去核并用水浸泡后捣碎；

③将核桃、大枣、糯米加适量水放在小锅里煮；

④煮好后用盐调味。

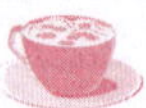

花生排骨汤粥

【原料】大米50克，花生排骨汤约250克(除去汤面的油)。

【用法】每天可吃2～3次，一次1小碗。

【功效】本食谱植物油中的卵磷脂和脑磷脂，能够增强脑细胞的发育；花生含有多种维生素、卵磷脂、胆碱及油酸等，性味甘平，有扶正补虚、悦脾和胃、润肺化痰、调气养血、利水消肿的作用。

制作 · How to do

①将已煲过的排骨1～2件，取出瘦的肉，切至极细；

②如有木瓜同煲，也可将煲黏的木瓜取起一件切成小粒，只要1～30克便够；

③大米洗净，加入水浸泡1小时；

④把花生排骨汤放入小煲内煲滚，放入米及浸米的水煲滚，慢火煲成浓稠糊状的粥时，加入切细的排骨肉末及碎木瓜粒，搅匀煲滚，放入少许盐调味，即成。

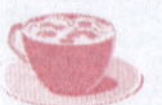

黄花鱼粥

【原料】大米50克，小黄花鱼1条，精盐、味精、黄酒、葱花、生姜末各适量。

【用法】每天可吃2～3次，一次1小碗。

【功效】本粥味鲜，含有丰富的蛋白质、脂肪、糖类及多种维生素和无机盐。

制作·How to do

①将小黄花鱼去鳞、内脏、头，洗净，放入开水中烫一下捞出，剔除刺和骨；

②将大米淘洗干净，倒入烫鱼的水中，用大火烧开后转小火熬至米汤见浓稠时，加入鱼肉、葱花、生姜末，再加入黄酒、精盐轻轻搅匀，再加盖焖煮，直至焖成粥时加入味精，即可食用。

栗子豆粥

【原料】赤小豆、芸豆、大麦米、小米、大米各30克，栗子50克。

【用法】每天可吃2～3次，一次1小碗。

【功效】孩子在适应单种食物后，可逐步增加多种食物。本粥将多种谷物一次性地煮成粥给小儿食用，有利于膳食的平衡。

制作·How to do

将赤小豆、芸豆、大麦米、小米、大米洗净后放入锅内，加水适量，置火上煮开，再加入栗子一起煮，煮开后变小火，煮至烂熟即可。

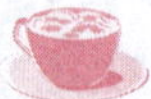

牛肉麦麸粥

【原料】麦麸40克，牛肉40克，生抽、白糖、生粉、植物油各适量。

【用法】待温度适合时，便可喂幼儿进食。每天可吃2～3次，一次1小碗。

【功效】本食谱麦麸和牛肉都含有蛋白质，牛肉又含有铁质，都是幼儿需要的营养。

制作·How to do

①将麦麸放入碗中，加入适量水浸20分钟，用汤匙搅烂；

②将牛肉洗净，抹干水剁烂成碎肉末，加入生抽、白糖、生粉等腌料腌20分钟；

③水1杯或适量，放入小煲内煲滚，放入麦麸及浸麦麸的水煲滚，慢火煲成稍稀的糊状，下牛肉搅匀煲熟，下少许盐调味。

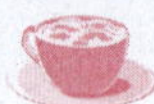

皮蛋瘦肉粥

【原料】皮蛋2个，瘦肉丝100克，油条1根，青蒜丝少许，大米50克，盐、鲜鸡精、淀粉各适量。

【用法】每天可吃2～3次，一次1小碗。

【功效】本食谱因食物颗粒较大，只适宜3岁以上的孩子食用。通过此粥可让孩子练习咀嚼能力，并逐步适应大人的饭菜。

制作 · How to do

①将皮蛋切块，油条切小段备用；

②瘦肉丝加淀粉及盐少许，腌10分钟；

③将瘦肉丝放入滚水中烫一滚捞起；

④将大米洗净，放入水中煮滚后改用小火；

⑤当粥快成时，加入皮蛋块、瘦肉丝、盐及鲜鸡精，略为搅拌均匀即可熄火；

⑥食用前撒入青蒜丝及油条段。

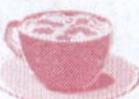

苹果麦片粥

【原料】燕麦片50克，牛奶150克，苹果30克，胡萝卜25克。

【用法】每天可吃2～3次，一次1小碗。

【功效】本食谱燕麦片中含有丰富的糖类、维生素B和维生素E，煮成粥后很可口，但燕麦中缺少维生素A和维生素C，无机盐也不多，尤其是钙，煮熟后维生素和无机盐更少。如果配合牛奶、苹果和胡萝卜，就增加了这些营养素，加之它的美味可口，孩子很爱吃。

制作 · How to do

①将苹果和胡萝卜洗净并用擦菜板擦好；

②将燕麦片及擦好的10克胡萝卜放入锅中，倒入牛奶及50毫升水用小火煮；

③煮开后再放入20克擦好的苹果直至煮烂。

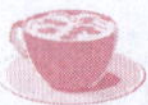

芹菜粥

【原料】大米50克，芹菜100克。

【用法】每天可吃2～3次，一次1小碗。

【功效】适合生长发育旺盛的小儿食用。本食谱清热利水。春季也是小儿麻疹多发季节，加之春季肝阳易动，常使人肝火头痛、眩晕目赤，吃些芹菜粥，对调节身体、降低血压、减少烦躁有一定好处。如果春季煮芹菜粥给小儿食用，可预防麻疹等多发病。

制作 · How to do

①将芹菜连根洗净，加水熬煮，去渣取汁。

②将大米洗净后放入锅内，加入芹菜汁同煮，先用大火煮开，再用小火煮成粥。

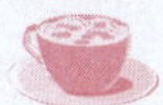

豆蓉面片汤

【原料】干红扁豆125克，猫耳朵面片125克，水750毫升，植物油15克，青椒半个，番茄酱15克，蒜1瓣，小葱1根，精盐、胡椒粉、柠檬汁各适量。

【用法】随量食用。

【功效】本食谱味香而浓，营养丰富，促进生长。

制作 · How to do

①干红扁豆用水浸泡后入锅，用小火煮至熟烂，用勺背碾压成泥；

②炒锅中放植物油，烧热后放入切细的蒜、葱、胡椒粉及切成丁的青椒略炒；

③在另锅内加水烧沸，放入面片及精盐煮10分钟，至面片变软，加入豆泥及炒青椒丁等原料，烧沸后加入番茄酱，滴入柠檬汁即可。

番茄黑米饭

【原料】黑米125克，猪五花肉200克，番茄丁125克，切成丁的青椒60克，切碎的芹菜60克，葱1根，热水125毫升，精盐少许。

【用法】随量食用。

【功效】本食谱营养丰富，促进生长。

制作 · How to do

①猪五花肉切成薄片，下热油锅中炒熟后沥油；

②炒锅留底油，投入切细的葱煸香，加入黑米、热水、番茄丁、精盐、青椒丁、碎芹菜炒匀，盖上盖，小火煮25～30分钟即可。

果酱薄饼

【原料】面粉60克，鸡蛋2个，牛奶150克，肥肉10克，精盐1克，黄油15克，果酱适量。

【用法】随量食用。

【功效】本食谱饼松软、香甜，富含蛋白质、脂肪、糖类、钙、磷、铁、锌及维生素A、维生素B_1、维生素B_2、维生素C、维生素D、维生素E、烟酸等多种营

养素，有助于促进小儿生长。

制作 · How to do

①将面粉放碗内打入鸡蛋，用竹筷搅拌，再加精盐和化开的黄油、牛奶搅匀成面糊；

②将锅上火烧热，用肥肉将锅四周抹片刻，加入1汤勺面糊，使面糊在锅的四周均匀分布，待一面烙熟时，翻过来再烙另面至熟。

③按同样方式烙第2张、第3张，直至烙完为止。

④在薄饼上涂点果酱后卷起，即可食用。

花生酱麻油凉拌面

【原料】面条250克，黄瓜半根，植物油30克，麻油5克，花生酱30克，酱油15毫升，凉开水15克，蒜1瓣。

【用法】随量食用。

【功效】本食谱清凉素淡，营养丰富，促进生长。

制作 · How to do

①将黄瓜切成丝，蒜切成末；

②先将植物油与麻油混合，再加入花生酱、酱油、凉开水和蒜末混匀；

③将面条煮熟后用凉开水冲淋，沥干，加入混匀的配料和黄瓜丝即可。

鸡蛋面条

【原料】细面条50克，葱头10克，番茄5克，鸡蛋25克，黄油、肉汤、精盐各适量。

【用法】随量喂食。

【功效】本食谱面条色美、味鲜。富含蛋白质、脂肪、糖类、钙、磷、铁、锌及多种维生素，有助于促进小儿生长。

制作 · How to do

①将细面条、葱头、番茄均切碎备用；

②锅内放黄油烧化，下葱头略炒片刻，再放入细面条、肉汤和精盐煮沸，放入打散的鸡蛋，与面条拌匀后盛入碗内，上笼蒸5分钟，将切碎的番茄放在面条上即可。

蘑菇黑米饭

【原料】黑米125克，切成片的蘑菇125克，胡萝卜丝60克，水125毫升，葱1/4根，植物油15克，酱油2克，鸡汤250克，杏仁片15克。

【用法】随量食用。

【功效】本食谱营养丰富，具有杏仁的香味，促进生长。

制作 · How to do

①葱切末；

②杏仁片入热油锅中炸熟取出；

③油锅中放入黑米炸片刻，再放入蘑菇片、胡萝卜丝、鸡汤、水及酱油，煮沸后改用小火焖30分钟至黑米熟，撒上葱花和熟杏仁片即可。

牛奶鸡蛋香蕉饼

【原料】鸡蛋2个，牛奶90克，面粉90克，香蕉1个，无盐黄油30克，甘草精1克。

【用法】取出趁热、随量食用。

【功效】本食谱水果香味，营养丰富，促进生长。

制作 · How to do

①将黄油等分，放入两个杯状烤盘中，置烤箱中低温烤1～2分钟，使之熔化；

②将香蕉去皮后切成片，放入碗内，加入鸡蛋液、牛奶、面粉、甘草精搅拌均匀，

等分后分放入两个黄油杯状烤盘中混匀；

③烤箱预热至200℃，放入黄油杯烤盘，烤至变软发黄成熟。

苹果汁燕麦发糕

【原料】燕麦粉250克，面粉250克，苹果汁160克，牛奶80克，烤面包粉1克，蛋清1只，苏打粉1克，红糖125克，植物油2匙，无盐黄油15克，桂皮粉少许。

【用法】随量食用。

【功效】本食谱富含维生素A、维生素C和钾。

制作 · How to do

①将燕麦粉60克、红糖15克、桂皮粉及无盐黄油放入小碗中，混匀，作为表层用料；

②将其余燕麦粉、面粉、苏打粉、烤面包粉放在大碗中混合均匀，再放入苹果汁、牛奶、余下的红糖、植物油和蛋清混匀，作为烤料；

③将烤料放入烤杯或烤盘中，将表层用料放在烤料的上面；

④烤箱预热至200℃，放入烤杯烤至发面饼呈金黄色即可。

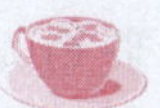

肉菜馄饨

【原料】青菜500克，猪肉末250克，鲜虾肉250克，馄饨皮500克，麻油5克，小葱2根，生姜1小块，精盐、酱油各适量。

【用法】随量食用。

【功效】本食谱味道鲜美，营养丰富，促进生长。

制作 · How to do

①猪肉与鲜虾肉先用刀剁碎，再加水少许，搅匀成肉泥；

②葱、生姜剁碎，加入精盐、酱油各少许；

③青菜洗净后沥干水，剁碎后加入肉泥，搅拌成馅(菜肉比例可为1：1)；

④用馄饨皮包入馅，用沸水锅煮熟即可；

⑤可以用大白菜、扁豆、胡萝卜替代青菜。

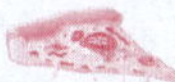

肉松饭

【原料】软米饭75克，鸡肉20克，花形胡萝卜1片，酱油、白糖、黄酒各适量。

【用法】随量食用。

【功效】本食谱饭松软，味香，色泽美观，非常适合婴幼儿口味。鸡肉蛋白质含量高，脂肪含量低，并且还含有钙、铁、锌等无机盐和微量元素。与米饭同食，营养价值较为全面。

制作·How to do

①将鸡肉剁成极细的末，放锅内，加入酱油、白糖、黄酒，边煮边搅拌，使其均匀混合，煮熟后放在米饭上面同焖至熟；

②将饭盛入小碗内，以花形胡萝卜片作为装饰即可。

香蕉发糕

【原料】面粉250克，香蕉泥350克，鸡蛋2个，植物油125克，红糖1/3杯，苏打粉5克，精盐半小匙。

【用法】随量食用。

【功效】本食谱味甜糕软，营养丰富，促进生长。

制作·How to do

①将面粉、精盐及苏打粉混匀；

②取大碗，放入植物油、红糖、香蕉泥和鸡蛋液混匀，然后再倒入面粉混合物，混匀，分放入烤杯中或烤盘上；

③烤箱预热至180℃，放入烤杯烤至原料熟，再放置5～10分钟取出即可。

番茄玉米馅饼

【原料】面粉200克，玉米粉30克，中等大番茄4个，软面包渣125克，色拉酱60克，酸奶60克，切细的葱125克，蒜1瓣，植物油30克，精盐少许。

【用法】从烤箱取出，待冷后切成块食用。随量食用。

【功效】本食谱香甜酥脆，营养丰富，促进生长。

制作·How to do

①将玉米粉、面粉混合，加15毫升水及15克植物油，和面擀成薄饼，放在30厘米直径的烤盘中，去掉多余的面边；

②烤箱预热至230℃，烤5分钟，成玉米面托；

③番茄切成1.6厘米厚的片；

④将酸奶及色拉酱混合，加入蒜，放在番茄的上面；

⑤将另15克植物油与葱混合，入锅加热数分钟，煮熟；

⑥混入面包渣，倒在酸奶上；

⑦将番茄片混合料放在面托上，放在烤箱中烤，预热至180℃，烤50分钟。

核桃猪肉饼

【原料】猪肉末500克，碎核桃仁250克，白酒60克，面包渣60克，芹菜末45克，蒜粒1瓣，植物油60克，胡椒粉半小匙，鸡蛋液1只。

【用法】随量食用。

【功效】本食谱肉饼香脆，营养丰富，促进生长。

制作 · How to do

①把碎核桃仁、面包渣、芹菜末和蒜粒拌匀成配料；

②把猪肉末与鸡蛋液混合，做成数个小薄饼，撒上胡椒粉；

③炒锅中放植物油，烧热后用中火烤猪肉饼，两面各烤1～2分钟，取出先在白酒中浸片刻，再放入配料中用手压，使肉饼两面粘上一层配料，然后放在烤盘中；

④烤箱预热至190℃，将烤盘放入烤箱中烤20分钟，直至饼两面呈棕色。

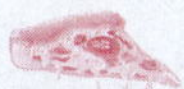

黄鱼鸡蛋饼

【原料】黄鱼肉100克，鸡蛋1个，牛奶50克，葱头50克，植物油10克，淀粉15克，精盐0.5克。

【用法】随量食用。

【功效】本食谱色泽金黄，软嫩可口，营养丰富，促进生长。

制作 · How to do

①将鱼肉剁成泥，葱头切成末；

②将鱼泥放入碗内，加葱花、鸡蛋、牛奶、淀粉、精盐，搅拌成稠糊有黏性的鱼馅备用；

③将平底锅烧至温热，放油把鱼馅做成9个小圆饼放入锅内，煎至两面呈金黄色，即可食用。

马铃薯鸡蛋饼

【原料】马铃薯2个，洋葱小半个，鸡蛋液1只，蒜1小瓣，面粉10克，植物油25克，胡椒粉适量。

【用法】食用时可加水果酱，如桃酱或李子酱等。

【功效】随量食用。本食谱香脆可口，营养丰富，促进生长。

制作 · How to do

①马铃薯去皮后洗净，切成细丝；

②洋葱切丝；

③蒜剁成粒；

④将马铃薯丝、洋葱丝、蒜粒、鸡蛋液、面粉、胡椒粉混合，搅匀成菜糊；

⑤锅中加植物油少许，用中火烧热后，倒入菜糊摊成饼，煎至两面焦黄即可。

羊肉萝卜馅饼

【原料】羊肉末250克，鸡蛋2个，白萝卜丝250克，面粉400克，植物油15克，黄油125克，葱花250克，精盐0.5克，胡椒粉适量。

【用法】随量食用。

【功效】本食谱外脆里软，味香可口，营养丰富，促进生长。

制作·How to do

①炒锅加植物油烧热，放入羊肉末煸炒至熟沥油；

②炒锅中放黄油，高温炒葱，再加入羊肉末，混匀灭火；

③拌入鸡蛋液、萝卜丝、精盐及胡椒粉，制成馅；

④面粉加水和面，包馅制成馅饼，放在烤盘中；

⑤烤箱预热至180℃，将烤盘放入烤箱20～30分钟。

菠萝甜羹

【原料】菠萝60克，鸡蛋1个，牛奶125克，白糖60克，菱粉15克，精盐适量。

【用法】随量食用。

【功效】本食谱富含蛋白质、脂肪、糖类、维生素B_1、维生素B_2、维生素C及钙、磷、铁等营养素，有助于促进小儿生长。

制作·How to do

①将菠萝去皮，取其内部肉质60克，并切成小块，放在碗内，加入少许精盐搅匀，放置半天至一天，弃去其水分，以去涩味备用；

②将锅内放入水适量，烧开后，用菱粉上浆，待沸后，把打好的鸡蛋轻轻淋入水中，加糖，再次沸后加入牛奶，再加菠萝小块；

③再沸时即可起锅，分盛两碗。

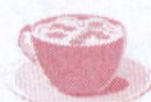

番茄丸子汤

【原料】肥瘦猪肉馅(肥瘦比例为3：7)75克，青菜50克，番茄酱15克，精盐0.5克，麻油2克，湿淀粉5克，葱花3克，生姜末2克。

【用法】随量食用。

【功效】本食谱富含蛋白质、脂肪、铁、钙、磷及维生素B_1、维生素C等营养素，有助于促进小儿生长。

制作 · How to do

①将肉馅放入盆内，加入葱姜末、精盐、湿淀粉及少许水搅匀后，加入番茄酱，再用力朝一个方向搅动；

②锅上火，放入水烧开，把馅泥挤成直径1.5厘米大小的丸子下入锅内，加入切碎的青菜、精盐、麻油，略煮一下即成。

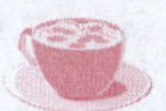

蛋片鱼肉羹

【原料】鲳鱼500克，鸡蛋1个，黑木耳10克，胡萝卜50克，大蒜20克，生姜5克，葱5克，鲜汤1250克，植物油50克，麻油10克，精盐5克，黄酒15克，湿淀粉20克。

【用法】随量食用。

【功效】本食谱富含蛋白质、钙、磷、铁等无机盐，其中的鲳鱼是鱼类中含钙量较高的，对幼儿尤为有益。

制作 · How to do

①将鲳鱼去鳞、鳃、内脏，洗净，放入盆内，加入葱、生姜、黄酒上笼蒸30分钟，冷却后把鱼肉拆下备用；

②黑木耳洗净，浸泡后切成小片；

③胡萝卜切片；

④大蒜切片；

⑤鸡蛋打入碗中，打散；

⑥将炒锅烧热放入植物油，下入蒜片、生姜末炒香，倒入胡萝卜、黑木耳、鲜汤，

待胡萝卜将熟时，下入鱼肉、精盐、黄酒，烧开后，淋入湿淀粉，转开小火，淋入蛋液，视蛋液上浮呈云片状时，撒入蒜片，淋入麻油即成。

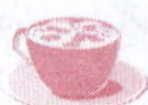

炖鸡汤

【原料】鸡1只，胡萝卜1个，马铃薯1个，芹菜3根，精盐少许。

【用法】随量食用。

【功效】本食谱汤鲜味美，营养丰富，促进生长。

制作 · How to do

将鸡洗净，去内脏和头、爪，放入锅中，加水浸没鸡，煮沸后加入切成小块的蔬菜，改小火炖至鸡肉能从骨头上脱下来，取出鸡，去掉皮和骨头(鸡肉可用于做其他的菜肴)，鸡汤撇油后食用。

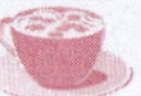

蘑菇鸡肉汤

【原料】熟鸡肉80克，新鲜蘑菇3～5个，豌豆苗15克，鸡汤250克，精盐适量。

【用法】随量食用。

【功效】本食谱味道鲜美，营养丰富，促进生长。

制作 · How to do

①蘑菇洗净，去柄后切成薄片；

②熟鸡肉切成丁或用手撕成细丝；

③豌豆苗切成小段；

④鸡汤用小火烧沸后加入蘑菇片，小火煮5分钟，然后放入鸡肉丝煮片刻，放入精盐、豌豆苗，稍煮即可。

猪肉蘑菇菜汤

【原料】猪里脊肉250克，鲜蘑菇200克，面粉30克，马铃薯1个，芹菜2根，青椒半个，植物油15克，葱1根，水750毫升，香菜叶1片。

【用法】随量食用。

【功效】本食谱色彩鲜艳，味道鲜美，营养丰富，促进生长。

制作 · How to do

①猪里脊肉切成1.5厘米见方的小块，裹上面粉；

②青椒、葱切丝；

③芹菜、马铃薯切丁，蘑菇切片；

④炒锅放植物油，烧热后放入裹上面粉的肉块炒至呈棕色，加入葱丝、切成丁的芹菜、香菜叶和水，煮沸后加盖，用小火烧15分钟，随即加入马铃薯丁和蘑菇片，煮沸后用小火炖10分钟，再加入青椒丝炖5分钟即成。

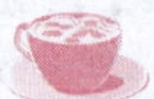

蛋花冻豆腐

【原料】鸡蛋半个，冻豆腐1块，豌豆苗、酱油、白糖各适量。

【用法】随量食用。

【功效】本食谱制作方便，营养丰富，促进生长。

制作 · How to do

将冻豆腐在水中泡软后切成小长条，放入锅内，加适量水煮熟，加入酱油及白糖，烧沸后再打入鸡蛋液，加入豌豆苗，稍煮即成。

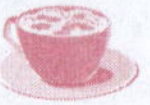

豆豉牛肉末

【原料】碎豆豉、牛肉末各15克，植物油5克，酱油3克，鸡汤1克。

【用法】随量食用。

【功效】本食谱营养丰富，味鲜香，富含蛋白质、钙、磷、铁、锌、维生素E。可在给幼儿喂稠粥或烂面时添加，对幼儿发育有益。

制作 · How to do

锅里放油烧热，放入牛肉末煸炒片刻，再放入碎豆豉、鸡汤和酱油，边烧边搅拌均匀即可。

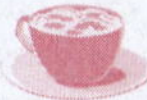

萝卜炖羊肉

【原料】羊肉500克，白萝卜250克，胡萝卜250克，精盐1克，葱、生姜少许。

【用法】随量食用。

【功效】本食谱香嫩可口，营养丰富，促进生长。

制作 · How to do

①羊肉洗净，切成小块；

②葱、生姜洗净，切成段和片；

③锅内加水，加入葱段、生姜片和羊肉块，烧至水沸后去除表面上的泡沫，改成小火炖约3小时，至羊肉熟烂；

④白萝卜、胡萝卜均切成小块，放入煮羊肉的锅内，炖15～20分钟，加入精盐调味。

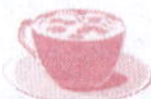

蘑菇番茄炖豆腐

【原料】豆腐250克，番茄1个，鲜蘑菇100克，植物油15克，黄酒半汤匙，精盐少许，湿淀粉15克，肉汤125克。

【用法】随量食用。

【功效】本食谱红白相间，菜鲜味美，营养丰富，促进生长。

制作 · How to do

①番茄用开水烫片刻，去皮，切成丁；

②豆腐也用开水烫片刻，切成丁；

③蘑菇洗净，切成丁；

④锅内放植物油，烧热后放入蘑菇丁炒熟，加入黄酒煮约3分钟，放入肉汤、番茄丁、豆腐丁和精盐，煮5～6分钟后用湿淀粉勾芡。

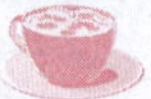

茄汁虾球

【原料】虾仁100克，净荸荠35克，熟肥膘肉35克，鸡蛋1个，青椒10克，番茄酱15

克，白糖10克，黄酒2克，淀粉8克，葱姜汁10克，植物油250克(实耗约20克)，精盐适量。

【用法】随量食用。

【功效】本食谱富含蛋白质、钙、磷、锌及维生素C。

制作·How to do

①将虾仁洗净剁成泥，熟肥膘肉剁成泥，荸荠用刀拍后剁成末，全部入碗内，加入葱姜汁、鸡蛋清、精盐、黄酒、淀粉搅上劲；

②青椒切成绿豆大小的丁，用开水焯一下备用；

③炒锅上火烧热，放入植物油烧至四成热，把虾泥挤成草莓大小的虾球，入油炸熟，捞出沥油；

④原锅上火，放油少许，下入番茄酱、白糖及水少许，搅拌均匀，倒入青椒丁及虾球，翻炒均匀，盛入盘内即成。

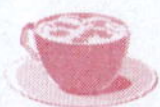

肉末冬瓜盅

【原料】小冬瓜半个，猪肉末250克，麻油5克，酱油、精盐、葱姜末各适量。

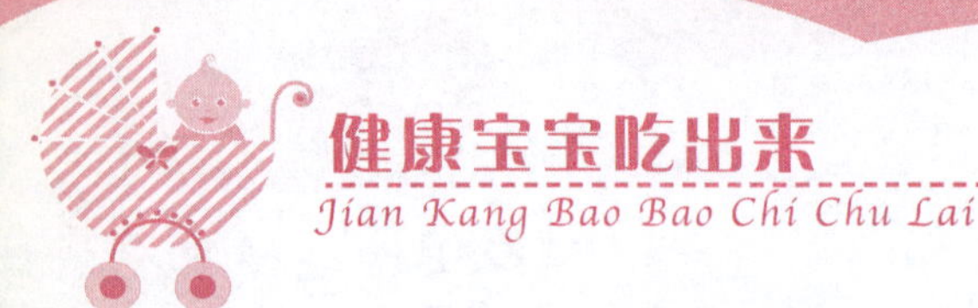

【用法】随量食用。

【功效】本食谱味鲜质软，营养丰富，促进生长。

制作·How to do

①冬瓜洗净，去表皮，去瓤，留绿色皮肉，冬瓜中央挖成一个如碗状的凹塘；

②猪肉末用精盐、酱油、葱姜末拌匀，放入冬瓜凹塘中，洞口可用一块冬瓜盖住，然后置蒸锅里蒸至冬瓜肉变熟软；

③出锅后淋上麻油即可。

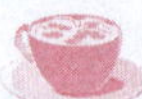

水果拌豆腐

【原料】嫩豆腐20克，草莓1个，橘子3瓣，蜂蜜、精盐各适量。

【用法】随量食用。

【功效】本食谱色泽美观，味美适口，富含蛋白质、糖类、钙、磷、铁、锌及维生素B_1、维生素B_2、维生素C等多种营养素，有助于促进小儿生长。

制作·How to do

①将豆腐用水煮后，沥去水分；

②把草莓用盐水洗净后切碎，并把橘瓣剥去皮、去核、研碎，再与蜂蜜和精盐混合，加入豆腐中均匀混合，即可喂食；

③制作要点是要把橘子、草莓切碎，不能有较大的块。另外，也可以使用其他含维生素C丰富的水果，作拌豆腐的辅料。

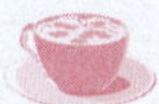

虾米炖豆腐干丝

【原料】豆腐干丝250克，笋丝150克，干虾米50克，黄酒少许，鸡汤250克，精盐、白糖、麻油各适量。

【用法】随量食用。

【功效】本食谱制作方便，营养丰富，促进生长。

制作 · How to do

①将豆腐干丝用水洗泡片刻，沥干；

②虾米用开水泡开，洗净；

③笋洗净，切成丝；

④将豆腐干丝、虾米、笋丝入锅，加入鸡汤、精盐、白糖、黄酒，用小火炖约30分

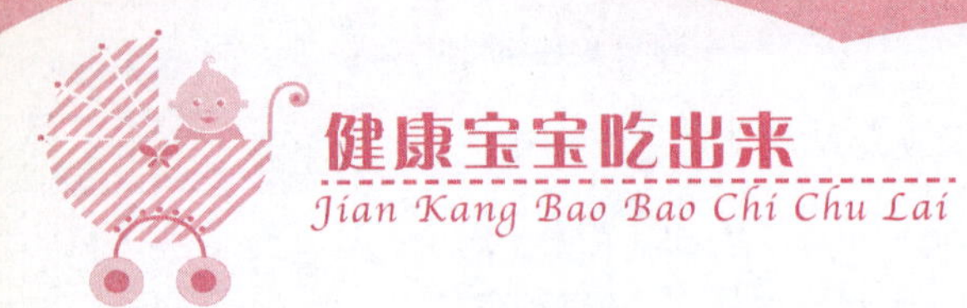

钟，淋入麻油即成。

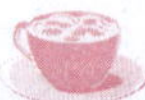

鱼杂烩

【原料】青鱼500克，马铃薯2个，洋葱1个，芹菜2根，面粉30克，鱼汤3杯，植物油30克，香菜叶1片。

【用法】随量食用。

【功效】本食谱味道鲜美，营养丰富，促进生长。

制作 · How to do

①炒锅中放油烧热，投入切成丁的洋葱和芹菜，炒至洋葱变透明撒入面粉，并逐渐加入鱼汤搅拌均匀，煮2～3分钟，再加入香菜叶和切成丁的马铃薯，煮15分钟；

②将青鱼去骨刺后切成薄片，放入锅中煮至鱼熟即可。

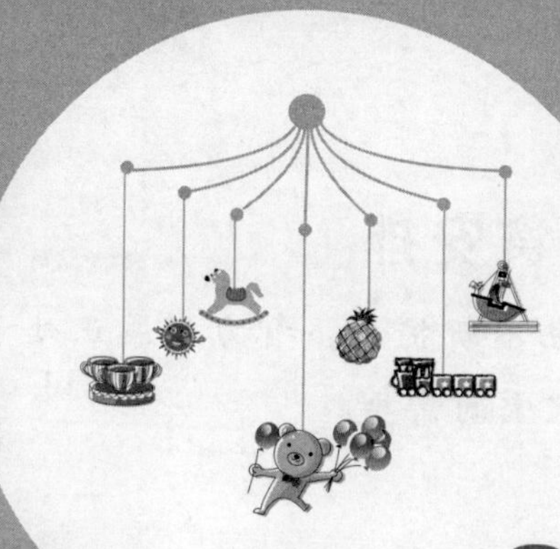

2～3岁 宝宝的饮食安排

BAO BAO DE YIN SHI AN PAI

2～3岁宝宝的饮食安排

2岁以后的宝宝走路已经十分自如，活动范围也不断扩大，智力发展正处于关键时期，所以这一阶段要补充足够的热量和营养来满足宝宝的需要。

●食品的多样化

粮食、豆类、肉、鱼、蛋、奶、蔬菜、水果、油、糖各类食品都要吃。各类食品之间调配得当，即荤素食、粗细粮食品摄入比例适当，不能偏食，保证营养均衡。每天应吃主食100～150克，肉、蛋、鱼类食品约75克，蔬菜100～150克，外加250克左右的牛奶。

●锻炼咀嚼

2岁以后宝宝已长出20颗左右的乳牙，有了一定的咀嚼能力，将蔬菜、肉类等食品切成细丝、小片或小丁即可。既能满足宝宝营养需要，又能适应宝宝的咀嚼能力。米饭、饺子、包子等各类面食对宝宝来说都是适宜的。

●清淡饮食

宝宝的饮食要考虑到色、香、味、形及品种变换，以增进宝宝的食欲，但是不要给宝宝吃刺激性的食品，如辣椒、咖喱、酒类、咖啡等，也不宜给宝宝吃油饼、油条、炸

糕等油炸类食品。

三餐一点

根据宝宝食量大小，每天安排三餐一点，以保证每天摄入足够的食物和营养。可以选用牛奶、酸奶、水果、营养饼干等作为点心，但应控制宝宝吃点心的时间和数量，避免影响正餐。

培养宝宝良好的吃饭习惯

宝宝开始和大人一起吃饭了，有的父母采取放任方式，爱吃就吃，不吃拉倒。有的则是一顿饭吃起来，像伺候太上皇似的，饭来张口、汤来也张口，还要唱歌跳舞、连哄带骗的才肯咽一口，弄得大人、宝宝都疲惫不堪。其实在宝宝吃饭问题上，应给孩子较大的自由空间。

宝宝能力上能做到的合理行为，父母应尽可能让他自己做，例如，宝宝跟你抢汤匙要自己喂食，可以宽容、接纳的心允许他自己尝试。即使刚开始吃得满嘴、满地皆是，甚至有时以手抓食物，放入口中，亦应当静观其变，让他去感受用餐具进食与以手进食有何差异。让他多方尝试后，再做正确的选择。

爸爸妈妈经常示范正确用餐动作，并耐心期待。大人在平时就要有很好的用餐习

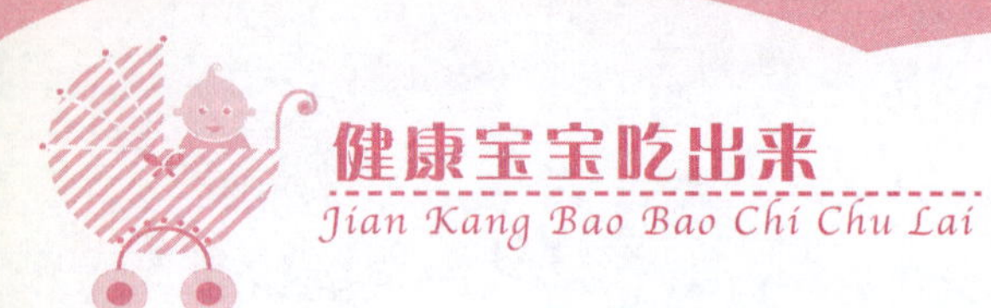

惯，并帮助宝宝也养成良好习惯。因为宝宝大部分的学习来自观察及模仿大人或其他宝宝，所以要格外注意自己的身教，而且在教导宝宝新技巧时，每次都要很慢、很仔细的示范，并在几次练习后，渐渐学会新技巧。

教导新技巧的原则是一次教一样，确定学会后，再教下一样。例如：先在宝宝面前示范用勺子盛一勺饭，由宝宝放入口中后，再将勺子交回妈妈。反复多日让宝宝确认勺子的使用方式，再于小碗内放置少量易盛取的食物，由宝宝自己进食。如果进行顺利的话，再慢慢增加食物的分量。

在食物分量上，宜掌握以少到多的原则。而教导的动作是由简单到复杂来做分段式的练习，尤其一些较复杂的手眼协调动作，例如用汤匙将流质食物放入口中，有时会有大半的液体泼落在桌上或弄脏衣服。父母可设计一些舀食物的游戏，让宝宝在游戏中加强练习。

只要耐心细致地教导宝宝，每个宝宝都可以养成自己规规矩矩吃饭的习惯，那爸爸妈妈也就自然不用担心宝宝的行为习惯与营养问题了。

为宝宝选择食品应注意的问题

食品加工的程度越高，营养素丢失越多，如面包与馒头、水果罐头与新鲜水果相比就是如此。经常给宝宝吃些杂粮、新鲜肉类、乳类、水果和蔬菜远比那些时髦的补品、

小食品更有益健康，还可以降低费用。

市场上各类宝宝小食品、补品不计其数，又都进行着诱人的宣传，但多是些华丽不实的东西，对宝宝营养并无益处。如许多“果味奶”名为奶，蛋白质含量却只有1%。大部分甜、香、脆小食品是用淀粉和香精膨化制成的。冰果、雪糕、饮料、糖果这一类食品营养素含量极少，在国外有“垃圾食品”之称。无限制地给宝宝吃这些东西，是不能满足宝宝身体的营养需要的。

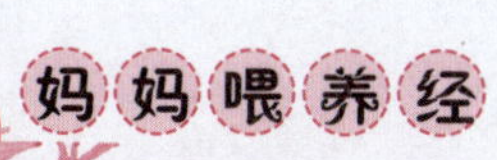

就人体生长发育所必需的蛋白质来说，它分为普通蛋白质和优质蛋白质。前者来源于谷类食品，如大米、白面等，后者主要来源于动物的瘦肉、内脏和禽类的肉，以及鱼、蛋、奶及其制品。黄豆及其制品亦含有较高的蛋白质并属于优质蛋白。

过食冷饮危害多多

冷饮冷食是一类经过加工的消暑食品，多为流质和半流质，主要成分是水。棒冰除提供水分外，一般没什么营养素。奶油棒冰、绿豆棒冰含有极少量的蛋白质。雪糕、冰淇淋可以看成是冷冻牛奶，一般含有20%的固体物，蛋白质约为4%，脂肪约为8%，其余为糖。冰镇汽水和橘子水等多为色素、香精、悬浮剂等化学物质制成。盛夏酷暑，天气炎热，冷饮可以及时补充人体流失的水分和盐分。但是，夏食冷饮要适量，否则会影响健康。

冷饮过多对宝宝的危害有以下几种。

◎ 在炎热的夏天吃大量冷饮，会引起胃肠道血管的突然收缩，血流减少，胃肠道正常的生理功能会发生紊乱。由于大量液体成分入胃，胃内的酸度会有所降低，杀菌作用减弱，更易诱发胃肠道炎症。

◎ 大量吃冷饮，同样使咽部血管收缩，血流减少，使局部抵抗力降低，上呼吸道的病菌会大量繁殖，引起咽喉部炎症。

◎ 冷饮中主要成分不外乎糖、奶类，这些物质会有较高的热量，可以补充人体对热能的需要，但其他营养物质却比较少。因而，大量吃冷饮以后，宝宝的食欲会降低，正

常饮食规律势必被打乱，大量甜食入口易造成营养的不平衡。

◎ 宝宝过食冷饮还会引起肠套叠，因为婴幼儿的肠管比大人薄，包囊在肠管表面的肠系膜相对较长而柔软，不能很好地将肠道固定在后腹壁，加之婴幼儿的消化功能尚不完全，过量冷饮易发生肠套叠，多见于2岁以内的婴幼儿。肠套叠的早期症状为阵发性腹痛，可引起宝宝阵发性哭闹，并会呕吐，在腹部能摸及肿块。发现这些情况后应及时去医院就诊，以免发生肠坏死。

宝宝不宜吃罐头食品

现代生活节奏很快，家长有时忙得顾不上做饭，就让宝宝吃一些方便食品，其中，罐头类食品具有易保存、食用方便和味道鲜美等特点，很受宝宝的喜爱。不少家长就以罐头来代替新鲜的蔬菜和水果，他们认为，罐头同样也具有丰富的营养，同时还不用为存放时间短而发愁。殊不知，罐头虽好，宝宝不宜多食。

其一，市售罐头种类较多，原料不一，但其制作过程工艺基本相同，为了达到色味俱佳及长期储存的目的，其中都要加入一定量的添加剂，如人工合成色素、香精、甜味剂、防腐剂等。这些物质对成年人影响不是太大。由于宝宝机体发育并未成熟，其体内组织对以上化学物质的反应及解毒能力较成年人差，长期食用会加重脏器、组织的解毒和排泄负担，或引起慢性蓄积性中毒，从而影响宝宝正常的生长发育。

其二，水果罐头大都浸泡在含糖量很高的溶液中，有的糖汁含糖浓度几乎达到饱和。如果宝宝常食用这类罐头，等于吃进大量的食糖，这些糖可在体内转变成脂肪而储存起来，导致宝宝肥胖症。医学试验表明，由于宝宝胰岛功能发育不全，体内胰岛素分泌量较少，大量食用含糖过多的罐头，可诱发糖尿病，其发病几率大大高于成年人。

其三，罐头加工后损失维生素C大约有10%～60%，维生素B_1损失20%～80%，维生素B_2与烟酸损失不到10%，泛酸损失20%～30%，维生素A损失15%～20%。

总之，罐头类食品，在营养和卫生方面都存在一定的缺陷，不能代替新鲜的蔬菜和水果，宝宝不适合吃罐头。

适量摄入纤维性食物好处多

纤维性食物是饮食平衡的重要因素，它有助于消化食物和维持消化道的正常功能。粗纤维的作用主要有：①能锻炼咀嚼肌，增进胃肠道的消化功能；②能促进肠蠕动，从而防止宝宝便秘；③减少奶糖、点心类细腻食品对牙齿及牙周的黏着，从而防止龋齿的

发生；④增加粪便量，稀释粪便中的致癌物质，减少致癌物质与肠黏膜的接触，有预防大肠癌的作用。因此，宝宝应经常吃一些含膳食纤维的食物。

膳食纤维虽对宝宝的生长发育很重要，但也无须专门寻找，只要宝宝平时经常吃面包、馒头、大米及其他谷类和水果、蔬菜，就可获得足够量的纤维。含纤维量多的食物可能会给宝宝娇嫩的消化道带来不必要的刺激，故没必要在常规饮食的基础上再补加这些食物。对于习惯性便秘的宝宝，可适当多吃些水果、蔬菜等。

一般来说，含粗纤维的粮食有玉米、豆类等，含粗纤维数量较多的蔬菜有油菜、韭菜、芹菜、荠菜等。

过食白糖危害多

我们所说的白糖通常是指蔗糖，也可称为双糖。在人类的营养摄入过程中，尤其是按照我国人民的饮食习惯，糖类大多作为供能物质，可提供人们活动时所需要的能量，但一旦白糖过量，就会产生不良的作用。

其一，过量食用白糖会引起口腔和胃黏膜的异常变化。在测定白糖的渗透压高低的实验中，把浓浓的白糖水浇在水果上，结果水果的水分被白糖吸收，水果枯萎了。这说明白糖具有渗透性。当白糖进入空空的胃肠，它也会吸收胃壁和肠壁的水分，刺激胃肠，引起炎症和溃疡。过量的白糖在胃肠中如未经消化和分解，还可直接进入血液，进而影响人体细胞的结构和各组织的功能。

此外，白糖的过量摄入会使机体变成酸性体质，这就等于削弱了许多存在于碱性食品中的钙、钾、钠、镁等营养素。这些营养素的缺乏又常导致手脚发凉，易患感冒，扁桃体易发炎，皮肤失去光泽而易出现皱纹及长小疙瘩、小脓疱，受伤后伤口很难愈合，稍一运动就感到疲劳，行动缓慢，记忆力和思维能力衰减，易患脚气病，有哮喘趋向等，最显而易见的是易患龋齿。

还有学者认为，食糖过量会使宝宝焦躁不安。

因此，在为宝宝安排饮食时，切忌给宝宝吃过量的白糖。

怎样吃零食才能让宝宝更健康

零食是指正餐以外的一切小吃，是宝宝喜欢吃的小食品，宝宝吃零食能增加生活的乐趣，也是生理的需要。宝宝胃容量很少，而新陈代谢旺盛，每餐进食很快会被消化，所以零食可对正餐进行补充。但零食选择不当或吃多了，常常影响正餐进食，扰乱消化

系统的正常规律，引起消化系统疾病和营养失衡，影响宝宝的身体健康。只有适时、适当、适量、合理地选择零食，才能对宝宝的生长发育起到有益的作用。

◎ 吃零食的时间可安排在每天中、晚饭之间，给宝宝一些点心或水果。但量不要过多，约占总供热量的10%~15%左右。餐前1小时内不易让宝宝吃零食，尤其是甜食，不然易患龋齿。

◎ 零食可选择各类水果、全麦饼干、面包等，但量要少，质要精，花样要经常变换。

◎ 太甜、油腻的糕点、糖果、水果罐头和巧克力不易经常作为宝宝的零食，因为它们含糖量高，油脂多，不易被宝宝消化，且经常食用易引起肥胖。

◎ 冷饮和汽水不宜作零食，更不能让宝宝多吃，以免消化系统紊乱。

◎ 可针对宝宝生长发育情况，选择强化食品作为宝宝的零食。如缺钙的宝宝可选用钙质饼干。缺铁的加补血酥糖。对缺锌、铜的可选用锌、铜含量高的食品。但对强化食品的选择要慎重，最好在医生的指导下进行，否则短时间内大量进食某种强化食品可能会引起中毒。一定要有计划、有控制。

◎ 父母不可用零食来逗哄宝宝，不能宝宝喜欢什么便给买什么，不要养成宝宝无休止吃零食的坏习惯。

宝宝不宜多吃的零食有哪些

彩色食品

彩色食品的染料通常是人工合成色素，过量会对机体产生一定的影响。因为人工合成的色素不仅会干扰人体内各种活性酶的正常功能，使蛋白质、脂肪、维生素等营养物质的代谢受影响，还会刺激胃黏膜，影响胃的消化功能，并会增加肾脏负担，影响肾功能。这些合成色素积蓄在宝宝体内，还会影响宝宝神经冲动传导，引起宝宝好动或多动症。

果冻类食品

果冻是用海藻酸钠、琼脂、明胶、卡拉胶等增稠剂，加入少量人工合成香精、人工着色剂、甜味剂、酸味剂等配制而成，经常食用不仅无益于宝宝的生长发育，还会影响机体对铁、锌、钙等微量元素的吸收和利用。

果冻还容易成为气管异物，因为果冻是软而有弹性的食品，易破碎而不易溶化。宝宝往往是吸食果冻，再加上边吃边玩，边吃边说话，就很容易造成软滑的果冻吸入气管。进入气管、支气管后，柔软的果冻可随气管舒缩而变化形状，不易排出，形成阻塞。

一旦发现宝宝吃果冻中出现呛咳、憋气，家长不能存在任何侥幸心理，应立即争分

夺秒送到医院，在送的途中，家长可以将宝宝头朝下拎起，拍背、压腹，争取异物及早排出。千万不能喝水，否则水吸入气管，后果更加严重。

防止宝宝将果冻吸入气管要注意以下几点：①1岁以下的宝宝不能吃果冻；②不要吸食果冻，应将果冻从壳中挤出来吃；③不要将果冻含在口中玩耍；④吃果冻时不要说笑、打闹。

●冰镇类食品

由于宝宝胃肠黏膜娇嫩，过多进食冰镇饮料或冷饮，易影响正常的胃液分泌，引起消化不良、厌食、腹痛、腹泻等。还易使宝宝咽喉部抵抗力降低，潜伏在咽喉部的细菌乘虚而入，引起感冒、喉炎等。

●甜食类食品

这类食品含糖量高，多吃易患龋齿，还会使宝宝冲动任性，爱发脾气，并影响视神经发育，引起弱视和近视。也可使糖在体内大量蓄积，转化为脂肪积聚于皮下，使体形肥胖，易诱发心血管病。常吃甜食还易使血液呈酸性，从而使人体呈酸性体质，抗病能力降低，出现体虚多汗、易疲劳现象，易反复患呼吸道感染疾病。

可乐型饮料

此类饮料由于加入了一定量的咖啡因，对宝宝不利。另外，有些零食，如膨化食品加入了各种调味剂，过多食用会影响宝宝的正常食欲。

常吃糕点危害多

糕点，是一种以食糖、油脂、面粉为主要原料，配以鸡蛋、牛奶、果仁、豆沙、枣泥等辅料，经烘烤、油炸或蒸制等方法，制成的美味食品。由于花色繁多，且具有香、甜、酥、脆等特点，深受人们喜爱。

但是，我国传统糕点的制作，是以油、糖、面为主料，糖在糕点中所占的比例远远高于一般的食品，经常食用这种糕点是不符合营养学要求的，特别是对正处于生长发育期的宝宝更是如此。

有些家长溺爱宝宝，常把糕点当做营养食品给宝宝吃。殊不知，这样会影响宝宝的食欲，不仅使正餐食量减少，还易养成偏食的习惯。使生长期宝宝所需要的各种营养素，得不到及时补充，而易造成营养不良。

此外，过多的糖滞留在口腔中，易被一些细菌作用生成酸，而使牙齿脱钙，继而形

成龋齿。

因此，不宜让宝宝吃过多的糕点等甜食。

常吃爆米花危害多

爆米花香脆甜爽，宝宝喜食。但爆米花含铅量较高，吃多了对身体有害。

有人要问，米中含铅量并不高，为什么一“爆”含铅量就高了呢？其原因在于爆米花的工具上。因为在爆米花机的铁罐内和封口处有一层铅或铅锡合金，当铁罐加热时，一部分铅以铅烟或铅蒸气的形式出现，当迅速减压爆米时，铅便容易被疏松的米花所吸附而使米花受到污染。

铅对人体是极为有害的，特别是对宝宝影响更大。它被人体吸收后，主要危及神经、造血系统和消化系统，使宝宝生长发育迟缓、抗病力下降。临床表现为烦躁不安、食欲减退，有的伴有腹泻或便秘。因此，宝宝切勿贪食爆米花。

适量摄入花生米好处多

花生米的营养价值是相当高的，在许多农村地区，因为它物美价廉，就用它替代乳制品。

在花生米丰富的营养成分中，值得一提的是它所含的烟酸。烟酸是体内酶系统的重要组成部分，如果体内缺乏烟酸，就会引起癞皮病，即出现皮炎、腹泻和痴呆。花生米为天然食品中烟酸含量最丰富者。

花生米以它所具有的很高营养价值，可以在优质食品的行列中占有一席之地，尤其是在肉、蛋等优质蛋白质来源不充足的时候，多给宝宝吃一些花生米，对他的健康也是很有益的。

但在给宝宝提供花生米或花生米制品时，切忌使用霉变的食品，因为在霉变的花生米中黄曲霉及其毒素的检出率很高。研究表明，黄曲霉素对动物具有强烈的毒性和致癌性，并可引起人的急性中毒。

宝宝不宜常吃鱼松

鱼松的主要成分是鱼肉和鱼骨，含有丰富的优质蛋白质、维生素和钙、磷、铁等无机盐元素，是宝宝生长发育所需要营养素的良好摄入源。但是，鱼松不可经常吃，吃多了对牙齿不利。

据测定，鱼松中含氟量很高，达978 ppm(1 ppm为百万分之一)，远远高于蔬菜和水果的含量0.2 ppm，亦高于猪、牛、羊肉的平均含量0.4 ppm。而人体摄入氟的安全值为每日3～5毫克，相当于0.2～1.5 ppm。常吃鱼松，人体必然摄入大量氟，氟化物在体内蓄积的结果，可导致食物性氟中毒。

3～12岁的宝宝正处于恒牙生长和萌出的阶段，牙齿对氟化物比较敏感，常吃鱼松，可出现牙面粗糙无光泽、有斑点或条纹，有的出现黄色、褐色、黑色等色素沉着。严重时可出现片状或大块缺损，甚至早脱，影响美观。

宝宝不宜吃太多的水果

宝宝适当吃水果对身体有好处，如果吃的过多，会加重消化器官的负担，导致消化和吸收功能障碍。据有关专家介绍，有些7岁以下的宝宝对水果中所含的果糖吸收不好，从肾脏排出，称为“水果尿”。

从水果的特性看，有些水果多吃会影响健康。如橘子多吃了，容易“上火”，导致大便干燥。梨吃多了损脾胃。荔枝吃得太多会出现四肢冰冷无力、多汗、腹痛、腹泻。

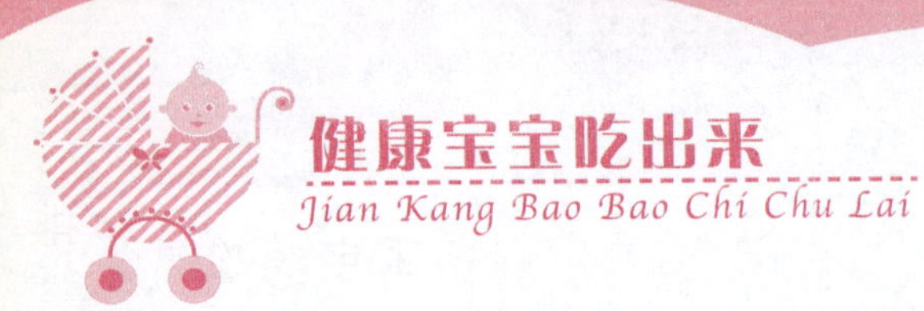

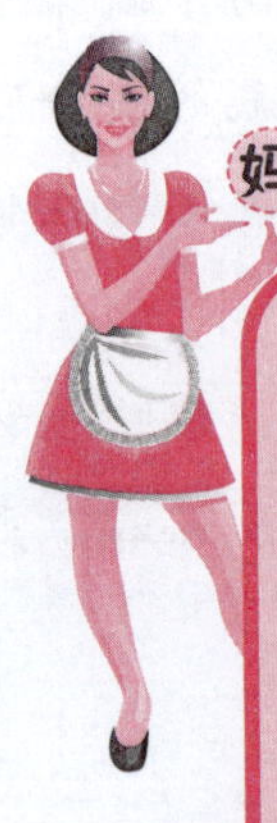

妈妈喂养经

给孩子吃水果一定要注意卫生，认真清洗。在剥橘子皮前，应清洗。如果表皮没洗干净，往往会把表皮上的脏东西或农药，通过手沾染到橘子瓣上吃到嘴里。葡萄、西红柿等不易剥皮，就更要清洗干净。如果把黄瓜当做水果给宝宝吃，要特别注意，黄瓜表面凸凹不平，容易藏污纳垢，不易洗净，必须用洗涤灵浸泡后，用小刷子细心清洗，再用清水多冲几遍才行。

宝宝不宜吃太多的巧克力

巧克力味道香甜，很受宝宝喜爱，往往吃起来没够。不用说宝宝年纪小，自我控制力差，连有的大人都贪吃巧克力。有的家长以为巧克力营养丰富，就让宝宝多吃。那么巧克力到底有什么营养呢?

巧克力的主要成分是糖和脂肪，因此能提供较高的热量，具有独特的营养作用。在体力活动强度较大、消耗热量较多的情况下，吃一些巧克力可以及时补充消耗，维持体力。如果宝宝要参加幼儿园或学校组织的小运动会，不妨给宝宝多带上几块巧克力，以补充体力。

但是巧克力的营养结构也有其不足之处，它的蛋白质和维生素含量非常少，而这些又是宝宝生长发育所必需的。因此实际上宝宝并不宜多吃巧克力，尤其是食用不当，反而会影响宝宝健康。

◎ 巧克力中含有使神经系统兴奋的物质，会使宝宝不易入睡和哭闹不安。

◎ 多吃巧克力还会发生蛀牙，并使肠道气体增多而导致腹痛。因此，3岁以下小儿不宜吃巧克力，稍大一点的宝宝吃巧克力要适量。

◎ 另外牛奶与巧克力不宜同食，有的家长为给宝宝增加营养，常常在牛奶中放些易溶化的巧克力，或吃奶后再给宝宝巧克力吃，这是不科学的，因为牛奶中的钙与巧克力中的草酸结合以后，可形成草酸钙，草酸钙不溶于水，如果长期食用，容易使宝宝的头发干燥而没有光泽，还经常腹泻，并出现缺钙和发育缓慢的现象。

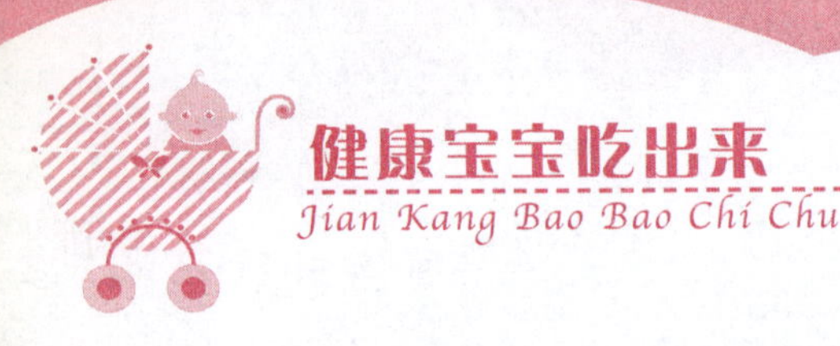

◎ 巧克力中所含脂肪较多，在胃中停留的时间较长，不易被宝宝消化吸收。

◎ 吃巧克力后容易产生饱腹感，如果宝宝饭前吃了巧克力，到该吃饭的时候，就会没有食欲，即使再好的饭菜也吃不下。可是过了吃饭时间后他又会感到饿，这样就打乱了正常的生活规律和良好的进餐习惯。

◎ 巧克力吃多了容易在胃肠内反酸产气而引起腹痛。

所以，应该选择适当的时间，有节制地给宝宝食用巧克力。比如说，每天只给宝宝吃一次巧克力，每次只一块，时间可安排在两餐之间，不要影响吃正餐。或者在宝宝大运动量活动之后，给宝宝吃一块巧克力，有助于宝宝恢复体力。

特别是大人要给宝宝做出榜样，尽量当着宝宝的面不要表现出自己对巧克力的嗜好，如果宝宝看到，父母一块又一块地拿着巧克力吃个没完，那么宝宝就不可能再愿意对自己有所节制了。

宝宝不宜常吃西式快餐

洋快餐其口味及就餐环境吸引了许多宝宝，他们成了那里的常客，无论是节假日还是生日、考出了好成绩，他们都爱去吃一顿。家长也觉得那里卫生比较有保证，不但吃

了饭，宝宝还可以开心地玩一阵。洋快餐偶尔吃一顿也未尝不可，但经常食用确实对健康不利，这一点家长应该意识到并约束宝宝。营养学家认为，洋快餐是高热量、高脂肪、高胆固醇的“三高食品”，又称为“垃圾食品”。美国科学家发现，汉堡包和其他动物脂肪的油炸食物中含有一种更为有害的胆固醇——氧化胆固醇，对宝宝健康构成严重威胁，它损伤冠状动脉，加速其硬化，诱发心脏病、脑卒中等疾病。

科学家将宝宝饮食习惯和他们哮喘发病率之间的关系了进行研究。结果发现，排除家庭经济情况和父母吸烟习惯等其他因素，对蔬菜、牛奶、维生素E和无机盐摄取量不足的宝宝，发病率比其他宝宝高出2～3倍。经常吃西式快餐的宝宝发病率高，而保持平衡饮食习惯，包括进食肉类、鱼类、米饭、蔬菜、水果等的宝宝，发病率则较低。

低盐饮食保健康

宝宝的口味与家长有关，家长的口味重，宝宝饮食中的盐含量也会增多。据了解，目前我国家庭的饮食中普遍含盐量超标。盐的主要成分是氯化钠，其中钠离子与高血压、肾脏疾病有密切关系，因而患高血压、肾炎者要减少食盐量。日常进食盐量过多，容易引起心血管疾病，因而提倡低盐饮食，对宝宝来说也是一样。另外，宝宝吃盐过

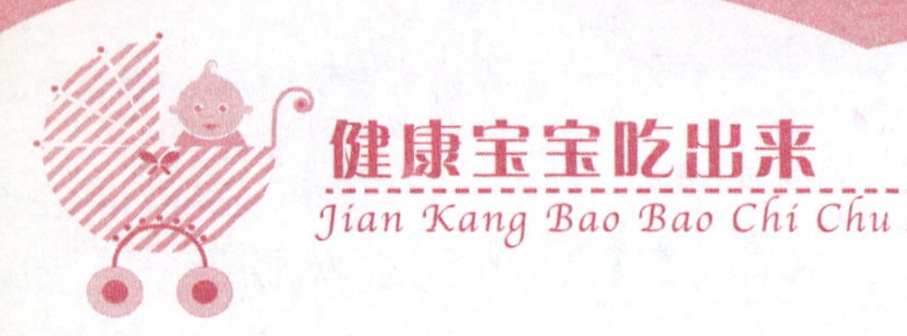

多，还是导致上呼吸道感染的诱因。

首先，高盐饮食可使口腔唾液分泌减少，溶菌酶亦相应减少，有利于各种细菌、病毒在上呼吸道的存在。其次，高盐饮食后由于盐的渗透作用，可杀死上呼吸道的正常寄生菌群，造成菌群失调，导致发病。第三，高盐饮食可抑制黏膜上皮细胞的繁殖，使其丧失抗病能力。

这些因素都会使上呼吸道黏膜抵抗疾病侵袭的作用减弱，加上宝宝的免疫能力本身就比大人低，又容易受凉，各种细菌、病毒即可乘虚而入，导致感染上呼吸道疾病。因此，家长在给宝宝准备膳食时，一定要注意减少盐的用量并使用加碘盐，以利于宝宝大脑的健康发育。

特别应该强调从宝宝时期就养成淡食习惯。那么一天食用多少食盐既能满足口味的要求，又不至于对健康造成危害呢？美国国家科学院、加拿大国家研究委员会食品营养局对食盐摄入量做出推荐，规定每食入1000毫升水，包括食物中的水，含有的食盐量不应超过1克。按这个规定，宝宝每天的食盐量应为0.5～1.0克，大人为3克。

宝宝的淡食习惯父母是有责任的，尤其是母亲的作用更为重要。如果母亲喜欢咸食，当她们给宝宝制作食品时也常常把盐加到自己所喜欢的咸味。母亲口“重”，宝宝

也“轻”不了。为使宝宝养成淡食习惯，母亲在给宝宝做食品时，口味应比大人食品淡一些再淡一些。

就餐方式很重要

在对待宝宝吃的问题上，许多家长都比较重视宝宝吃饱、吃好、吃得清洁卫生这些生理上的需要。往往容易忽视宝宝进餐时的环境和语言、表情、姿势、行为等心理上的需要。殊不知，宝宝就餐时外界环境和心理、食欲、消化等诸方面都有着错综复杂的联系。就餐时得不到心理上的满足，即使是美味佳肴也难以达到营养的目的。以下种种就餐方式，就有碍宝宝身心健康。

◎ 宝宝单独进餐，因为没有家长管教，一般都会挑挑拣拣，自己觉得好吃的多吃一点，反之便不予问津。加之宝宝一般都有边吃边看边玩的坏习惯，从而造成偏食和营养不良。另外，单独进餐可使宝宝淡忘进餐礼节，还会产生孤独感，这些有可能延续到今后的生活中，甚至影响其行为和性格的正常发展，于身心健康十分不利。

◎ 有些家长整天忙于工作，抽不出时间来管教宝宝，待到吃饭时在餐桌旁大加训斥、指责，甚至打骂宝宝，严重地影响了宝宝的就餐情绪，使宝宝食不甘味，食欲锐

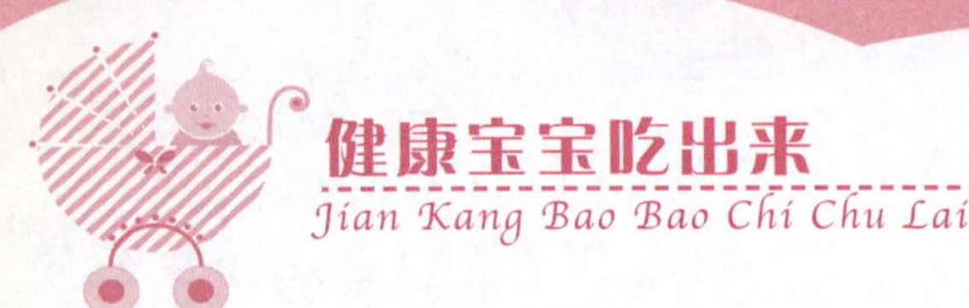

减，或在哭泣中进食。久而久之，可使宝宝形成对就餐的厌烦心理。

◎ 席间家长唠叨、发牢骚，也会给宝宝造成一种心理压力，或厌恶感。有的宝宝见此，便匆匆丢下饭碗，甚至躲避一旁或哭泣着急，这样便难以保证进餐的质量。

◎ 就餐时家长与宝宝、宝宝与宝宝之间过分的玩笑嬉戏，也是不妥的，这样容易造成食物误入气管、食物梗喉等严重意外事故。

嗜食火腿肠危害多

大多数的宝宝喜欢吃火腿肠，嗜食成癖。有的家长到市场上给宝宝买许多火腿肠，正餐也吃，零食也吃，想怎么吃就怎么吃。这里应该奉劝各位家长，宝宝食用火腿肠应适可而止，不可滥吃。

首先，将火腿肠作为主食长期食用，营养素单一，不能满足宝宝生长发育所需的各种营养素。宝宝吃火腿肠以后，一般都不再去吃别的饭菜，或者吃得很少。宝宝正在长身体，这显然会造成不利的影响。

其次，火腿肠在制作过程中，会添加一定量的防腐剂，以延长其货架期。这些化学防腐剂在数量较少时不会构成对人的威胁，工厂也正是据此制定其在火腿肠中的添加剂

量的，但长期大量地食用，就相当于摄入较高含量的化学物质。宝宝体内富集此类化学物质达到一定程度后，人体血液中的低铁血红蛋白就可能被这类化学物质与肉类反应生成的物质破坏，失去运氧的能力，从而导致宝宝头晕、头痛、嗜睡、恶心、呕吐等症状的发生，对身体造成很大伤害。

午餐肉的制作过程与食用风味都与火腿肠差不多，也是宝宝喜爱的食品。因此，家长也不要给宝宝过多食用午餐肉。

常吃食用菌好处多

宝宝常吃食用菌发物对健康极为有益。

◎ 蘑菇、木耳、金叶菇、草菇等食用菌均含有营养价值较高的物质。据测定，食用菌干品的蛋白质含量接近于肉类和蛋类，鲜品也明显高于蔬菜及瓜果。其蛋白质还属于优质蛋白质，含有17～18种氨基酸，包括人体必需的8种氨基酸。这些蛋白质生理活性高，吸收率可高达80％以上，最适宜于宝宝的吸收和利用。

◎ 食用菌中还含有丰富的维生素A、维生素D、维生素B_1、维生素B_2及维生素B_{12}等。这些物质都是宝宝生长发育所必不可少的，对于宝宝发育和预防疾病也具特殊作

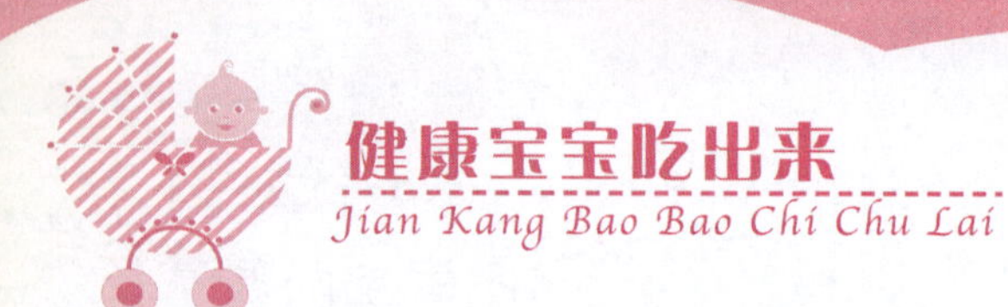

用。如维生素A可保护视力，维生素D与麦角甾醇是钙质形成骨骼的必要物质，能防止佝偻病的发生。每百克草菇含维生素C高达210毫克，而维生素C可以防止宝宝患坏血病。

◎ 食用菌中含有丰富的铁、磷和B族维生素，所以，宝宝常吃食用菌对于其智发育十分有益。经过筛选的木耳其含铁量每百克可高达184.6毫克，这对于辅助治疗和预防宝宝常见的缺铁性贫血尤为有效。食用菌中丰富的矿物质还可中和肉类食品的酸性，提高血液的pH值，使人精力充沛。

◎ 食用菌中含有30多种酶，具有特殊的开胃香味，并参与糖和糖类的代谢，有助于提高宝宝的食欲和保持良好的体型。

◎ 另外，食用菌中还含有多种有益宝宝健康的特殊物质，如菌多糖、干扰素诱导剂、腺嘌呤、核苷酸等，对于宝宝保健均具有奇异的功效。食用菌中的干扰素诱导剂是一种低分子糖蛋白，能嵌入肝炎、带状疱疹、流感等病毒颗粒，抑制其增殖。腺嘌呤有抗感冒和抗结核的作用。人们还发现金针菇中的朴菇素也有提高机体的抗病能力的作用。

因此，宝宝常吃食用菌，能提高自身的免疫功能，对于预防和辅助治疗感冒、结核病、乙型肝炎以及癌症等疾病均具有显著的功效。

如何纠正宝宝挑食

有的宝宝对食物十分挑剔，即使一碗菜也要从中挑选喜欢吃的部分，而剔除不喜欢吃的部分，这就是挑食。宝宝在挑选食物的过程中，会出现一种抑制食欲和消化液分泌的条件反射。凡是有挑食习惯的宝宝，一般都不可能保持良好的食欲和最佳进食状态。因为挑食会抑制消化液的分泌，有时还会抑制消化器官的正常蠕动，所以有挑食习惯的宝宝，他的消化和吸收能力都会受到影响。

挑食是一种不良的饮食习惯，是不利于宝宝生长发育和身体健康的，务必及早加以纠正。纠正的方法是：

◎ 要教育宝宝在进食时不要挑剔，吃菜时要按顺序吃，不要东挑西拣，上下翻动；

◎ 在制作饭菜之前，对备用的米、面和菜料应认真收拾整理，将谷壳、砂粒、杂质、腐败部分和虫体等剔除干净，以免宝宝进食时不得不进行挑剔；

◎ 食欲差的宝宝往往会有挑食现象，对此，要用一些增进食欲的药物进行治疗；

◎ 在饮食方面，应尽量注意食品的色、香、味，以此刺激宝宝的口味；

◎ 在制作饭菜时要尽量将菜切得均匀，做到菜肴大小一致，色调和谐，味道一样，使宝宝没有什么挑选的余地。

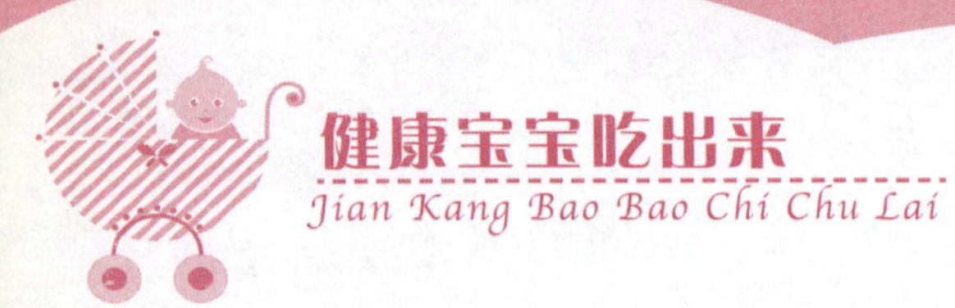

如何纠正宝宝异食

有些宝宝除了正常的进食外，还有一些奇异的进食行为，如吃生米、棉花、石灰、泥土、鸡粪、蚯蚓和其他虫类等东西，这就是异食。异食是十分古怪的行为，因为他吃的东西无奇不有，有的对身体有害，例如泥土、石灰之类，对胃肠道刺激很大，有时会造成腹泻或者便秘，甚至导致肠梗阻等严重后果。因此异食是对机体十分有害的不良习惯，必须予以纠正。

纠正方法有如下几点。

◎ 对于有异食习惯的宝宝，首先要检查有无肠道寄生虫。有肠道寄生虫者，要进行驱虫治疗。据临床统计资料显示，绝大多数异食习惯经过驱除肠道寄生虫之后，会自行消失。

◎ 有些孩子由于体内缺乏微量元素锌，也可能会引起异食癖。应定期对孩子进行微量元素的检测，如发现是由于锌缺乏引起的，应及时服用补锌的药物。

◎ 有些异食癖是由于贫血导致的。若属于贫血，应及时补充补血剂，并在日常饮食中增加猪肝、瘦肉等食品。

◎ 若经上述治疗，仍不能改掉异食习惯的宝宝，则要配合行为训练。家长应让孩子

认识到异食对身体十分有害，然后下意识地避开所嗜食的物品，如石灰、棉花之类。家长要尽量收藏患者所嗜食的物品，隔绝他所嗜好的东西，时间一长，异食习惯便会自然消失。

宝宝厌食的原因有哪些

宝宝在家中存在严重的厌食现象，家长常为宝宝不肯吃东西而着急、烦恼。引起厌食的原因很多，除了一些病理因素外，饮食不当和父母教养不当也是引起孩子厌食的原因。

◎ 某些婴儿体弱多病，经常肠胃不适，上呼吸道感染，反复发烧甚至患上肺炎，这些都会引起婴儿食欲缺乏。体弱婴儿的肠蠕动速度缓慢，胃内排空时间较长，从而导致食欲减退。

◎ 厌食婴儿往往在哺乳期辅食添加较迟。不少婴儿1岁半还以乳类为主食，结果使他们对食物难以产生兴趣，导致婴儿食欲减退、体重减轻，甚至出现贫血及其他营养缺乏症。婴儿从吮吸到咀嚼的过渡有助于味觉的发展和消化功能的提高，因此，婴儿哺乳期要适时添加辅食。

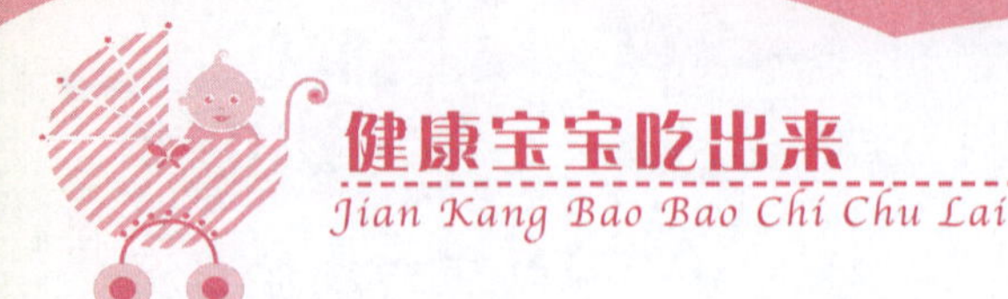

◎ 2岁婴儿喜欢吃甜食，如果父母不加控制，婴儿过多食用含糖量高的食物，会导致血液里的血糖增高，血糖增高以后会刺激大脑，使大脑摄食中枢感觉饱和，不想进食，进而产生厌食。

◎ 有的家长过分溺爱宝宝，在饭桌上喋喋不休地劝宝宝多吃，把大量的鱼、肉、虾、蟹等往宝宝嘴里塞，结果使宝宝产生反感。这些婴儿还常常把不吃东西作为威胁父母的手段，由于父母百般迁就，人为地造成宝宝厌食。

◎ 有些父母常因宝宝不肯进食而导致亲子关系紧张。看到宝宝吃饭时心不在焉、东张西望，很久才吞下一口饭，做母亲的常威胁他，结果使宝宝心理上产生极大的恐惧和紧张，形成极大的压力，使宝宝无法感受到吃饭的乐趣，进而对进食产生厌恶感。

◎ 厌食宝宝一般生活无规律，厌食与生活无规律呈正相关。在婴儿一日生活中，活动量过大或过小都会影响婴儿的食欲和进食量。有的婴儿个性文静，好静不好动，活动量过小，且活动内容单调，从而影响了他的消化吸收功能。有的婴儿个性好动，活动量过大，活动时间也过长，由于过度疲劳也会影响婴儿的进食量和食欲。

◎ 宝宝对烟雾十分敏感，特别是婴幼儿。实验表明，婴幼儿在烟雾中或这之后的几小时内吃一种他不曾吃过的食物，会下意识地对这种食物表现出厌恶，并且从此之后

拒绝进食这种食物。家长当着宝宝恣意吸烟，就会使无辜的宝宝痛失品味多种美食的口福。

为什么宝宝吃得好不等于营养好

宝宝吃得好并不完全等于营养好，许多吃得好而长不壮的宝宝其主要原因是营养不良所致。常见的有以下几种情况。

营养素不全面

人体所需的营养素有蛋白质、糖类、脂肪、无机盐、维生素和水等。如果宝宝只吃蛋、奶、鱼、肉，而不吃或少吃蔬菜、豆类等，体内就缺乏某些维生素或无机盐，造成营养素间不平衡，从而影响健康。

体质弱

宝宝本身吸收能力差，体质弱的吸收能力就更差。如果再加上饮食无节制，爱吃的多吃，不爱吃的一口不吃，这就打乱了肠胃的正常活动规律，引起消化不良，也影响营养吸收。

●活动量过大

有的小宝宝胃口好、食欲强，可是特别顽皮好动，以致消耗大于吸收，使其长不壮。

●疾病影响

患肠道传染病或寄生虫病者，营养物质不能被宝宝充分吸收。

对吃得好长不壮的宝宝来说，不要一味强调进补高级营养品及精细食物，而要具体分析。对患有寄生虫病的，抓紧驱虫治病；活动过量的，要及时引导使之活动适量；体质差的，则应要求其加强锻炼、调整饮食。因此，要想让宝宝长得健壮，首先膳食营养要平衡，每餐最好做到荤素搭配，米面混食。其次，饮食要有规律，每月进餐的次数和数量都应比较固定，零食要注意节制。

总之，只要宝宝无病，又加强体育锻炼，再通过调整饮食结构，合理搭配营养，是会使其体质状况得到改善的。

2～3岁宝宝的合理配餐及精选食谱

2～3岁幼儿，已渐出齐全部乳牙，咀嚼力较强，可以食用固形食品，一日三餐已形

成，但仍需在上、下午各增点心1次。其膳食与1～2岁幼儿基本相同，但可逐渐增添食物的品种，使其适应更多种类的食物。同时烹调方法也可逐渐改变，除煮、蒸、煨等方法外，还可适当增加一些炒的方法，食物不必切得太碎，可成细丝、小片或小块等，以适应其咀嚼。此年龄幼儿应注意勿整粒食用花生米、黄豆、带核枣子、桂圆等，以免误入气管，引起危险。如要食用，须去核煮烂才好。

2～3岁幼儿每日总热能的供给可增至每千克体重80千焦。每天喂食次数为4次，即早、午、晚及午睡后一次点心。牛奶或豆浆每日可给予400克左右，或当做点心用，或在早餐时供给。

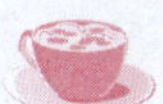

鹌鹑粥

【原料】大米30克，净鹌鹑1只。

【用法】每天可吃2～3次，一次1小碗。

【功效】本食谱黏稠，鲜香，鹌鹑肉营养价值高，有“动物人参”的美称，含有丰富的蛋白质、脂肪、无机盐及维生素成分，所含的热能比鸡肉高出数倍，具有健脾开胃作用。

制作 · How to do

①将鹌鹑去皮洗净，切成大块，为防止有碎骨，可用经消毒的煲汤袋盛着；

②大米洗净，用水浸泡约2小时，浸泡过的米连水一起煲滚，加入装有鹌鹑的袋；

③滚开后，改用中火煲约45分钟，然后熄火等5分钟即可。

八宝粥

【原料】赤小豆、绿豆、花生、纳豆、麦片、薏苡仁各30克，大米50克，糖10克。

【用法】每天可吃2～3次，一次1小碗。

【功效】八宝粥营养丰富，宜于小儿的消化吸收。

制作 · How to do

①将各原料(大米除外)，洗净后用水浸泡2小时，再放在火上用小火煮烂；

②大米洗净，加入八宝料中熬煮成粥，再加糖调味即可。

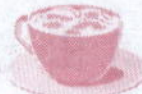

白菜肉汤粥

【原料】白菜叶半片，肉汤100克，大米50克，精盐适量。

【用法】每天可吃2～3次，一次1小碗。

【功效】本食谱白菜常用于婴儿断奶食品的制作，白菜的蛋白质、维生素C及无机物的含量较为丰富。白菜的淡味可在浓味的肉汤中得到中和，使孩子不至于因白菜的淡而无味产生拒食情绪。

制作·How to do

①将大米洗净放入水中浸泡1小时，白菜软叶儿部分切碎；

②将大米放入锅内加适量水煮开，加入肉汤再次煮开后，此时放入白菜叶以小火煮至菜熟粥烂；

③食时用盐调味。

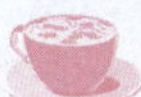

荸荠粥

【原料】荸荠250克，大米100克，白糖适量。

【用法】每天可吃2～3次，一次1小碗。

【功效】本食谱清热解毒利尿，适用于热毒、多痰或有食积的幼儿。

制作·How to do

①将荸荠削皮磨碎，大米洗净放入水内浸泡；

②将大米放入锅内置中火上煮开，加入荸荠汁后改小火煮至粥成，食时用白糖调味。

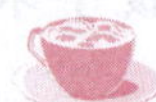

草莓绿豆粥

【原料】糯米250克，绿豆100克，草莓250克，白糖适量。

【用法】每天可吃2～3次，一次1小碗。

【功效】本食谱色泽鲜艳，香甜可口，含有丰富的蛋白质、糖类、钙、磷、铁、锌、维生素C、维生素E等多种营养素。

制作 · How to do

①绿豆挑去杂质，淘洗干净，用水浸泡4小时；

②草莓择洗干净；

③糯米淘洗干净，与泡好的绿豆一并放入锅内，加入适量水，用大火烧沸后，转微火煮至米粒开花、绿豆酥烂，加入草莓、白糖搅匀，稍煮一会儿即成。

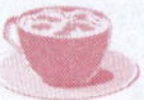

蛋黄酸奶粥

【原料】大米40克，鸡蛋1个，肉汤100克，酸奶100克。

【用法】每天可吃2～3次，一次1小碗。

【功效】本食谱酸奶有助于肠胃的消化，配合鸡蛋、肉汤的共同作用，使小孩子更易吸收到蛋白质等营养物质。

制作·How to do

①将鸡蛋煮熟之后取出蛋黄放入细筛捣碎；

②将大米洗净放入锅内加水置火上煮粥，煮至七成熟时，将捣碎的蛋黄和肉汤入锅用小火煮，并不时地搅动，呈稀糊状时便取出冷却；

③食用时将酸奶倒入锅中搅匀。

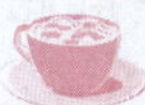

冬瓜粥

【原料】冬瓜100克，大米50克。

【用法】每天可吃2～3次，一次1小碗。

【功效】本食谱有利尿化痰、清热解毒的功用，适用于幼儿水肿、泄泻、痄肿、中暑、尿少、面赤。

制作·How to do

①将冬瓜去子洗净，连皮切成小块；

②大米淘洗干净后放入水内浸泡1小时；

③将大米和冬瓜放入锅内，加适量水置火上煮开，转小火煮至粥黏，趁温或待凉后食用。

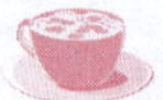

番茄香蕉粥

【原料】番茄30克，香蕉30克，酸奶50克，大米50克。

【用法】每天可吃2～3次，一次1小碗。

【功效】本食谱酸奶易消化吸收，适合婴儿食用。番茄中的番茄红素能增加对疾病的抵抗力，香蕉有助于改善便秘症状，大便干结的婴儿可尝试食用此粥。

制作 · How to do

①将番茄用水焯一下，然后去皮去瓤，捣碎并过滤；

②将香蕉去皮后捣碎并过滤；

③将捣碎的番茄与香蕉和在一起；

④将酸奶倒在捣碎的番茄和香蕉上备用；

⑤将大米洗净放入锅内加适量水置于火上煮粥，待粥成后，将番茄香蕉泥放入粥面

上即成。

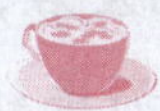

甘蔗粥

【原料】新鲜甘蔗500克，大米50克。

【用法】每天可吃2～3次，一次1小碗。

【功效】本食谱有清热生津润燥的功用，用于幼儿发热后津少、麻疹、反胃、呕吐、咳嗽无痰、咽喉肿痛、大便干结。

制作·How to do

①将大米淘洗干净后放入水中浸泡1小时，甘蔗去皮捣碎取汁；

②取锅，放入大米和甘蔗汁并酌量加水，置火上熬煮，煮至粥黏时即可停火，趁温食用。

桂花赤豆糖粥

【原料】糯米50克，赤豆15克，红糖10克，咸桂花10克。

【用法】随量食用。

【功效】本食谱色泽红润，稠糯爽口，甜而不腻，桂香扑鼻，易于消化。

制作·How to do

①先把赤豆煮至酥软，随后与糯米一起加水煮，一般米与水的比例为1：3左右；

②先用大火烧开，再改小火烧，待烧至比一般大米粥稍稠、有黏性时，加进红糖装碗，再放上桂花即成。

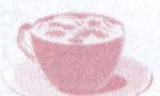

荷叶莲藕粥

【原料】鲜荷叶1大张，鲜莲藕1小节，大米30克，白糖适量。

【用法】每天可吃2～3次，一次1小碗。

【功效】本方有清热祛暑和胃之功，适用于夏季热、食欲缺乏者。

制作·How to do

①先将荷叶洗净煎汤500克左右，滤取汁；

②将莲藕洗净切成小粒，与大米一起加入汁中煮成稀粥，加白糖调味后服食。

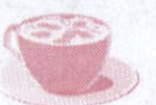

大枣糯米粥

【原料】糯米50克，大枣10克，白糖适量。

【用法】随量食用。

【功效】本食谱富含蛋白质、脂肪、糖类及多种维生素、无机盐，其中大枣能使人体白细胞、红细胞增多，有提高人体免疫力作用，对幼儿很有益处。

制作 · How to do

①将大枣洗净，放入锅内，加入水500毫升，待大枣煮烂、捞出，然后去枣皮和枣核，并将枣肉放入碗内，用匙压成枣泥备用；

②将糯米淘洗干净，用水浸15分钟左右；

③把煮大枣的汤加一碗水煮沸，下入糯米，煮至糯米开花，便将枣泥和糖一并加入，搅拌均匀，煮沸，待晾凉后即可食用。

鸡茸玉米粥

【原料】鸡胸肉30克，蛋白2个，玉米浆50克，精盐7克，鲜汤200克，太白粉水50克。

【用法】每天可吃2～3次，一次1小碗。

【功效】本食谱营养丰富，促进生长。

制作 · How to do

①鸡胸肉洗净后，剔除外皮和杂质，先用刀刮出鸡肉，再剁细；

②蛋白打散，慢慢加入鸡肉中拌匀，并加少许酒、盐调味；

③鲜汤烧开，放入玉米浆及少许盐和太白粉水，然后加入鸡茸，一煮开即熄火，盛出食用。

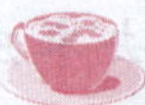

苦瓜粥

【原料】苦瓜100克，大米60克，冰糖100克。

【用法】每天可吃2～3次，一次1小碗。

【功效】本食谱解热解暑，养阴健胃，适用于夏季热症和烦渴不止、少食多饮或伴有目赤尿短患儿。

制作 · How to do

①将苦瓜洗净，切成小块；

②大米淘洗备用；

③锅中加水烧开，加入大米、苦瓜煮粥，粥煮至半熟时，加入冰糖，糖溶化后即成；

④粥略有苦涩味，加入冰糖后即可去苦味。

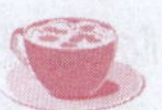

葱油海米面

【原料】细面条200克，水发海米15克，葱丁40克，植物油10克，酱油25克，味精1克，白糖1克，黄酒2克。

【用法】随量食用。

【功效】本食谱富含蛋白质、脂肪、糖类、钙、磷、铁、锌及维生素A、维生素B_1、维生素B_2、烟酸等多种营养素，对幼儿骨骼的生长和大脑的发育及血液的生成都大有益处。

制作 · How to do

①炒锅上火，放油烧热，下入葱丁爆锅，出香味时加入切碎的海米炒一下，加入酱油、白糖、黄酒，略炒几下，盛入碗内；

②将面条煮好后，捞在盛有酱油、味精的碗内，再把葱油味汁冲入，拌匀即成。

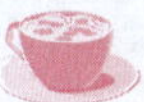

红薯饭

【原料】大米250克，红薯30克，黄酒、精盐、熟白芝麻末各适量。

【用法】随量食用。

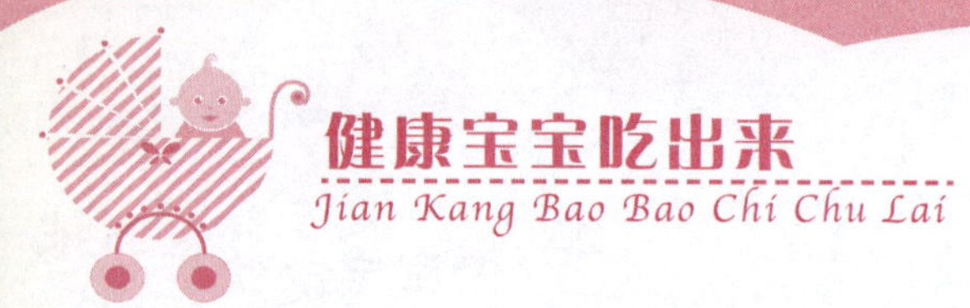

【功效】本食谱营养丰富，促进生长。红薯自然甜味，富含食物纤维，可防治便秘。

制作·How to do

①将红薯切成1厘米见方的粒，用水冲洗；

②将洗净的大米和红薯粒放入锅内，加煮饭的水量，再加精盐和黄酒搅拌后煮成饭；

③煮好后立即搅拌，盛入碗中，撒上熟白芝麻末即成。

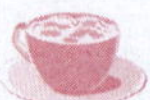

骨头汤烂米饭

【原料】大米100克，骨头汤300克。

【用法】随量食用。

【功效】本食谱醇香四溢，软烂适口，营养丰富，促进生长。

制作·How to do

将大米用水淘洗净，放在焖罐里，添入骨头汤焖煮，焖煮成烂米饭为宜。

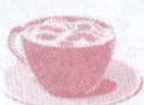

鸡蛋炒饭

【原料】米饭150克，鸡蛋1～2个，油15克，精盐、葱花各适量。

【用法】随量食用。

【功效】本食谱柔软鲜香，营养丰富，促进生长。

制作 · How to do

锅内放油烧热，将打散调匀的鸡蛋放入，当鸡蛋凝结，炒成小块，随即把饭倒入，撒上葱丝和精盐，用中小火反复煸炒，直至米饭炒匀炒透，盛入碗内。

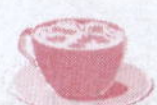

鸡丝馄饨

【原料】面粉250克，猪肉150克，熟鸡丝30克，蛋皮丝30克，海米末15克，紫菜10克，香菜末15克，麻油10克，酱油45克，精盐1克，味精1克，葱花6克，生姜末3克，淀粉50克。

【用法】随量食用。

【功效】本食谱富含蛋白质、脂肪、糖类、钙、磷、铁、锌、碘及维生素A、维生素B_1、维生素B_2、维生素C、烟酸等多种营养素，有助于促进小儿生长。

制作 · How to do

①将面粉放入盆内，加入凉水115毫升和成面团，揉光，稍饧，擀成0.1厘米厚的薄

片，边擀边撒上淀粉，擀好后切成三角形面皮；

②将猪肉剁成末，加入酱油25克，味精1克，麻油5克，及葱花、生姜末，搅匀成馅；

③用面皮包馅心，逐个包成菱角形馄饨；

④将水烧开，下入馄饨煮熟，加入酱油、精盐、味精，再撒上熟鸡丝、蛋皮丝、海米末、紫菜、香菜末，加入麻油即成。

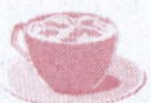

卷心菜炒米粉

【原料】卷心菜1片，熟米粉30克，胡萝卜20克，干香菇1/2朵，腌鱼肉10克，麻油、精盐、酱油各适量。

【用法】随量食用。

【功效】本食谱营养丰富，促进生长。

制作 · How to do

①将卷心菜切成7～8厘米长细丝；

②胡萝卜切丝；

③干香菇泡软后切成薄片；

④腌鱼肉切片，用开水烫泡以除盐分；

⑤平底锅加麻油烧热，将卷心菜丝、胡萝卜丝、香菇片放锅内翻炒至熟，加入腌鱼肉片、熟米粉同炒，最后加精盐和酱油调味。

茄汁烩肉饭

【原料】大米饭100克，番茄、洋葱、鸡肉末各20克，胡萝卜、青椒各10克，鸡汤30克，植物油、精盐、小番茄末各适量。

【用法】随量食用。

【功效】本食谱营养丰富，口味鲜美。

制作 · How to do

①番茄去皮和子，切碎粒；

②洋葱切碎粒；

③胡萝卜磨成泥状；

④青椒切成粒；

⑤植物油放入锅中加热后，依次放入鸡肉末、洋葱粒、番茄粒、胡萝卜泥、青椒

粒，翻炒均匀，再加入大米饭同炒，随即加入鸡汤炒匀，并以精盐调味后盛盘，以小番茄末装饰其上。

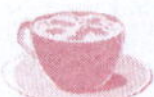

菜肉小包子

【原料】面粉250克，面肥50克，猪肉150克，菜馅150克，麻油10克，酱油35克，精盐4克，味精1克，葱花15克，生姜末3克，碱面适量。

【用法】随量食用。

【功效】本食谱富含蛋白质、脂肪、糖类、钙、磷、铁、锌及维生素B_1、维生素B_2、维生素C、维生素E、烟酸等多种营养素，有助于促进小儿生长。

制作·How to do

①将面粉放入盆内，加入面肥、温水125毫升和成面团，待酵面发起，加入碱面，揉匀，稍饧；

②将猪肉洗净，剁成蓉，放入盆内，加入酱油、精盐、味精、生姜末拌匀后，加水搅成糊状，最后加入葱花、麻油、菜馅拌匀成馅；

③将面团揉成条，揪成30克一个的面剂，把剂按扁，擀成圆皮，包馅制成包子生坯；

④将包子生坯码入屉内，用大火蒸12～13分钟即熟。

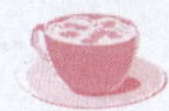

豆腐汉堡

【原料】内酯豆腐30克，青葱花10克，面包粉10克，精盐、植物油、青花椰菜少许，酱汁(用鸡汤60克及酱油、味精、淀粉各少许调成)适量。

【用法】随量食用。

【功效】本食谱营养丰富，促进生长。

制作 · How to do

①用纸巾将豆腐包起来，放入微波炉加热约30秒，去除水汽；

②青葱花以开水冲淋后沥干；

③将豆腐、青葱花放入盆内，加入面包粉、精盐后充分搅拌，做成2个汉堡包肉的形状；

④炒锅烧热后放入植物油，下汉堡包肉煎至两面呈金黄色，取出盛盘，放入煮熟的青花椰菜，淋入煮至沸腾的酱汁即可。

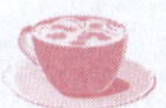

荷花饺

【原料】面粉30克，春笋20克，香干2.5克，雪菜2克，精盐、味精、黄酒各适量。

【用法】随量食用。

【功效】本食谱香脆可口，营养丰富，促进生长。

制作 · How to do

①面粉拌和搅透发酵到七成，擀成饺子薄皮；

②春笋、香干、香菇切成细末，加入调料作馅备用；

③用饺子皮放馅，包成荷花状；

④油锅烧至七成热，将饺子下锅，炸成淡黄色，捞起盛盘。

鸡蛋软饼

【原料】面粉30克，鸡蛋1个，白糖、精盐各适量。

【用法】随量食用。

【功效】本食谱味香质软，易于消化，含蛋白质较多。

制作 · How to do

①将鸡蛋打散备用；

②面粉中加入鸡蛋，放入适量的白糖、精盐和水，调匀成稀糊状；

③平锅内擦少许油烧热，将调好的鸡蛋面粉糊放入晃开，摊成软饼，烙透即可出锅。

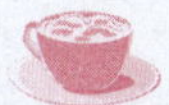

煎薯饼

【原料】面粉20克，马铃薯50克，猪肉末5克，青海苔、精盐、酱油、植物油、胡萝卜各适量。

【用法】随量食用。

【功效】本食谱风味独特，营养丰富，促进生长。

制作 · How to do

①将马铃薯磨成泥；

②猪肉末用植物油炒熟备用；

③在马铃薯泥和猪肉末中加入面粉、青海苔、精盐、酱油，充分拌匀后用手压成扁圆形；

④平底锅中加植物油烧热，放入圆饼两面煎熟，盛大盘中；

⑤将水煮胡萝卜修切成花形等，放在上面即可。

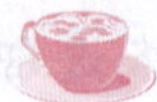

梅枣松糕

【原料】面粉50克，鸡蛋0.5个，大枣10枚，青梅、白糖、鲜酵母各适量。

【用法】随量食用。

【功效】本食谱营养丰富，促进生长。

制作 · How to do

①大枣洗净，用温水浸胀；

②鲜酵母用温水调成糊状，鸡蛋打散，连同白糖一起倒入面粉中，加温水一起调好，静置1小时；

③待酵母发起后，将厚面糊倒入有蒸布的笼屉里，用刮板轻轻把面糊刮平，嵌上大枣、青梅，用大火蒸10分钟；

④开笼，将发糕切成菱形小块。

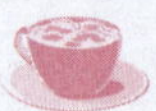

菠菜蛋花汤

【原料】鸡蛋液1/2个，菠菜1颗，鸡汤200克，精盐、酱油、湿淀粉各适量。

【用法】随量食用。

【功效】本食谱色香味俱佳，营养丰富，促进生长。

制作 · How to do

①菠菜用开水烫熟后挤干水分，切成1～2厘米长的段；

②将鸡汤倒入锅中烧沸，以精盐和酱油调味，用湿淀粉勾芡，再煮沸后均匀地淋入鸡蛋液，并放入熟菠菜段即可。

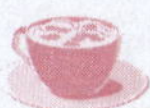

豆腐蔬菜羹

【原料】内酯豆腐30克，胡萝卜5克，鲜香菇1/2朵，白菜、菠菜各10克，鸡汤100克，酱油3克，白糖少许，麻油、湿淀粉各适量。

【用法】随量食用。

【功效】本食谱香味浓郁，营养丰富，促进生长。

制作 · How to do

①用纸巾将豆腐包起来，放入微波炉加热约30秒钟，切成1厘米大小的方块；

②将胡萝卜、鲜香菇、白菜切成细丝；

③菠菜下开水锅烫熟后切成2厘米长的段；

④锅内加麻油烧热，放入切好的胡萝卜、鲜香菇、白菜煸透，加入鸡汤、酱油、白糖调味，烧沸后加入菠菜段，用湿淀粉勾芡，盛入豆腐上即可起锅盛盘。

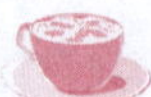

海米蛋羹

【原料】鸡蛋2个，大海米15克，葱花、生姜末、酱油、精盐、麻油各适量。

【用法】随量食用。

【功效】本食谱鲜香味美，营养丰富，促进生长。

制作 · How to do

①鸡蛋磕于碗中，加精盐和温开水搅开，上笼用中火蒸制，断生即可出屉。

②大海米用温水泡开，切成小丁；

③锅内加少许油烧热，下葱花、生姜末炝锅，放海米、酱油、精盐，添汤，开锅后勾米汤芡，放味精，滴几滴麻油成卤；

④将兑好的卤汁浇于碗中的蛋羹上即可。

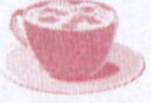

鸡肝蒸蛋羹

【原料】鸡肝50克，鸡蛋2个，精盐、味精、麻油各适量。

【用法】随量食用。

【功效】本食谱味美鲜香，含较多的维生素A。

制作 · How to do

①将鸡肝洗净，去净胆痕，用开水烫至八成熟时捞出，切成小块；

②鸡蛋磕开打匀，放适量水、精盐、味精，然后把鸡肝放入搅匀，上笼蒸熟取出；

③滴入麻油即可。

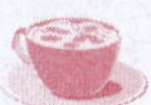

萝卜浓汤

【原料】白萝卜200克，青萝卜200克，荸荠10克，猪骨头125克，精盐适量。

【用法】随量食用。

【功效】本食谱富含蛋白质、脂肪、糖类、维生素C和烟酸等营养素，有助于促进小儿生长。

制作 · How to do

①将白萝卜、青萝卜洗净去皮，切成块状；

②荸荠去皮，切成两瓣；

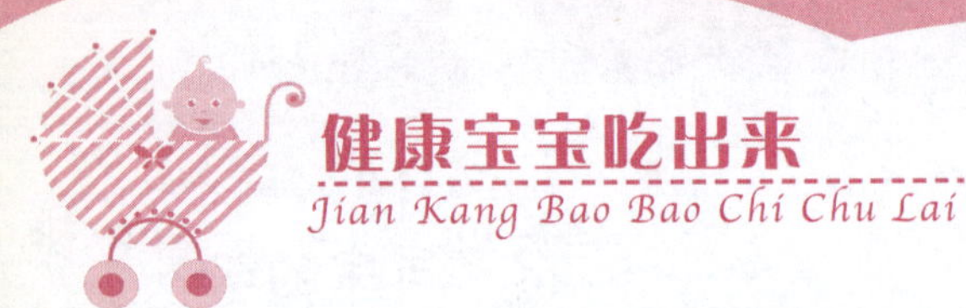

③猪骨头洗净备用；

④将猪骨头放入锅内，加适量水煮沸，撇去浮沫，下入萝卜、荸荠，待沸后，用小火烧至汤浓，萝卜酥软即成。

蔬菜鲜肉汤

【原料】猪腿肉薄片、马铃薯各30克，胡萝卜20克，牛蒡10克，青葱4根，鸡汤250克。

【用法】随量食用。

【功效】本食谱味道鲜美，营养丰富，促进生长。

制作 · How to do

①猪腿肉薄片切成易入口大小的小片；

②马铃薯和胡萝卜以滚刀法切成小块；

③牛蒡切成薄片；用水浸洗；

④青葱切成小圈；

⑤将马铃薯块、胡萝卜块、牛蒡片和鸡汤放入锅内，用中火煮熟，加入猪肉片，撇去浮沫，放入青葱圈，烧沸后立即熄火，盛入碗中。

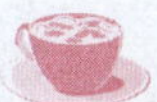

虾皮紫菜蛋汤

【原料】紫菜10克，虾皮5克，鸡蛋1个，香菜5克，植物油5克，麻油2克，精盐2克，葱花5克，生姜末2克。

【用法】随量食用。

【功效】本食谱富含蛋白质、钙、磷、铁、锌、碘及维生素A、维生素B_1、维生素B_2、维生素C、烟酸等多种营养素。

制作 · How to do

①将虾皮洗净；

②紫菜用水洗净，撕成小块；

③鸡蛋打入碗内，打散；

④香菜择洗干净，切成小段；

⑤炒锅上火，放油烧热，下入生姜末略炸，放入虾皮略炒一下，加水200毫升，烧沸，淋入蛋液，放紫菜、香菜，加入麻油、精盐、葱花，盛到碗内即成。

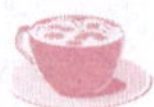

鱼丸汤

【原料】净青鱼肉125克，猪肉末50克，豆苗或菠菜少量，淀粉50克，鸡汤、酱油、精盐、味精、黄酒、葱花、生姜末各适量。

【用法】随量食用。

【功效】本食谱富含蛋白质、维生素A、维生素D和较多的钙、磷、钾等无机盐。幼儿常食鱼，对钙、磷缺乏症可起到有效的防治作用。

制作 · How to do

①将鱼肉用刀背砸烂，再剁成细泥，加入精盐、味精、黄酒拌匀后，徐徐加入水125毫升，边加边朝一个方向搅打至上劲，并加入淀粉调和；

②肉末放入碗内，加入酱油、精盐、味精、葱姜末，搅匀成馅心；

③锅上火，放入开水，左手抓一把鱼糊，右手取少许肉馅，放入左手鱼糊中间，然后捏拢左手，从拇指和食指中挤成一只只包有肉馅的鱼丸，用勺盛住，再倒入水锅中；

④如汤已沸，点些冷水，不使翻滚，鱼丸浮至水面即可捞出；

⑤将锅内放入鸡汤、精盐，烧沸后放入鱼丸、黄酒，撇去浮沫，加入豆苗或菠菜、

味精，汤沸后盛入碗内即成。

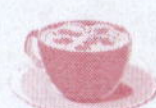

白菜肉卷

【原料】白菜200克，猪瘦肉100克，酱油10克，精盐1克，味精1克，黄酒5克，淀粉5克，葱姜末5克。

【用法】随量食用。

【功效】本食谱富含蛋白质、脂肪、钙、磷、铁、锌及维生素C、烟酸等营养素，有助于促进小儿生长。

制作 · How to do

①将猪肉剁碎，放入碗内，加入葱姜末、酱油、精盐、黄酒及少许水拌匀成馅；

②把白菜叶在开水锅内烫一下，使菜叶纤维软化，取出铺平，然后把调好的肉馅放在菜叶上卷成肉卷，放在盘中，上笼蒸熟即可。

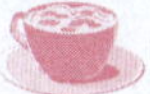

拌藕丝

【原料】莲藕250克，山楂糕50克，白糖50克，醋、麻油、味精各适量。

【用法】随量食用。

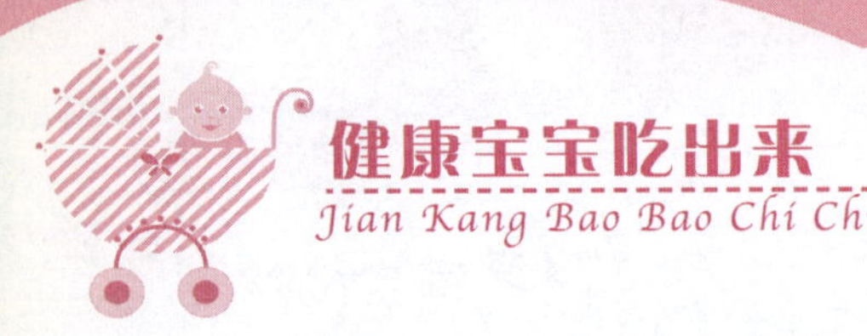

【功效】本食谱甜酸开胃，促进生长。

制作 · How to do

①将藕洗净，刮去皮，切成丝，放入开水锅内烫透，捞出，用凉水过凉，控净水分，放入盘内；

②把山楂糕切成丝，放在藕丝上面，码成塔形；

③将醋、麻油、白糖调和成汁，浇在藕丝上即成。

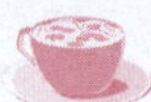

炒豆腐

【原料】内酯豆腐30克，胡萝卜5克，鲜香菇1/4片，四季豆1根，植物油5克，白糖3克，酱油2克。

【用法】随量食用。

【功效】本食谱味道清淡，营养丰富，风味独特。

制作 · How to do

①用纸巾将豆腐包起来，放入微波炉加热约30秒，去水汽；

②胡萝卜切成三角形的块；

③鲜香菇切成薄片；

④四季豆煮熟后切成细丝；

⑤植物油放入锅内烧热，放入胡萝卜块和鲜香菇片炒透，加入捏碎的豆腐，放入白糖、酱油，烧熟后放入四季豆丝略烧片刻，即可盛盘。

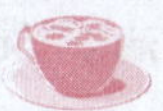

炒肝丝

【原料】新鲜猪肝200克，青椒50克，麻油5克，酱油10克，白糖6克，精盐1克，醋4克，黄酒6克，淀粉15克，葱花、生姜末各5克，植物油250克(实耗约40克)。

【用法】随量食用。

【功效】本食谱富含蛋白质、铁，常食可补血，是治疗幼儿缺铁性贫血的食疗菜。

制作·How to do

①将猪肝洗净，切成0.5厘米粗细的丝；

②青椒去蒂籽切丝；

③将肝丝加入淀粉10克拌匀，下入五成热的油内，滑约1分钟，捞出沥油；

④将原锅留油少许，下入葱花、生姜末稍炸，倒入青椒，加入酱油、黄酒、白糖、精盐及少许鲜汤，烧开，用湿淀粉勾芡，倒入猪肝，淋入醋、麻油翻炒均匀即成。

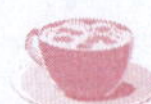

蛋黄炒鲜豆

【原料】熟蛋黄50克，鲜豆(毛豆、蚕豆、豌豆、四季豆均可)50克，植物油、淀粉、精盐、味精、鲜汤各适量。

【用法】随量食用。

【功效】此菜黄中透绿，色香味均佳，易于消化吸收。本食谱蛋黄含有丰富的磷脂酸、钙、乙酰胆碱，是幼儿良好的补脑益智食物。蛋黄还富含维生素A，对幼儿视力有益。

制作·How to do

①将熟蛋黄搅成泥，放入碗内，加入精盐、味精、淀粉适量，用鲜汤调成不稀不稠的糊；

②将鲜豆煮熟，盛起，用适量精盐腌数分钟；

③锅内放油，烧七成热时，放入蛋糊，用锅炒搅，随后将鲜豆下锅拌匀，盛起；

④烧煮时要注意掌握火候，特别是煮鲜豆，要急火快炒，使其熟而不黄；

⑤鲜豆种类可根据季节选择。

番茄烧牛肉

【原料】牛肉150克，番茄150克，酱油50克，精盐1克，白糖10克，黄酒3克，葱、生姜各3克，麻油适量。

【用法】随量食用。

【功效】本食谱富含蛋白质、脂肪、铁、钙、磷、胡萝卜素及维生素B_1、维生素B_2、维生素C、烟酸等营养素，有助于促进小儿生长。

制作·How to do

①将牛肉洗净，切成小方块；

②番茄洗净，去皮，切成块；

③炒锅上火，放入麻油烧热，下入牛肉炒至变色，加入葱、生姜、酱油、黄酒、精盐，翻炒均匀后，加水没过牛肉；

④煮开后放入番茄块，用小火把牛肉炖烂即成。番茄亦可于牛肉炖烂后放入。

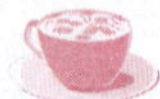

海米醋溜白菜

【原料】白菜心500克，水发海米15克，植物油75克，湿淀粉10克，酱油、醋、精盐、黄酒、白糖、味精、鲜汤、花椒油各适量。

【用法】随量食用。

【功效】本食谱甜酸脆嫩，营养丰富，促进生长。

制作 · How to do

①把白菜心切成长2.5厘米、宽1.5厘米的象眼片；

②把切好的白菜心放入开水锅中烫一下，捞出，控净水分；

③锅内放油，烧热，下入海米和酱油、精盐、醋、黄酒、白糖、鲜汤，加入白菜心翻炒；

④待汤沸时，用湿淀粉勾芡，撒入味精，淋入花椒油，即可出锅。

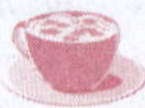

烩炒蔬菜

【原料】番茄1/2个，洋葱1/8个，青椒1/4个，茄子、小黄瓜各1/5条，橄榄油5克，

精盐适量。

【用法】随量食用。

【功效】本食谱爽口味美，营养丰富。

制作 · How to do

①番茄用开水烫后去皮，切成1厘米的方块；

②洋葱切成小块；

③青椒去籽，切成1厘米见方的块；

④茄子削皮，小黄瓜去子，分别切成1厘米见方的块；

⑤将橄榄油放炒锅中，烧热后放入切好的番茄等原料煸透，然后加水少许，用小火慢炖至熟；

⑥随后加入番茄、精盐，略煮片刻即可。

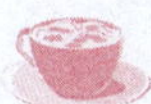

煎肉饼

【原料】猪肉末30克，葱头末10克，面包粉10克，鸡蛋液5克，碎番茄丁15克，番茄酱、肉汤、黄油各适量。

【用法】随量食用。

【功效】本食谱富含蛋白质、钙、磷、铁、锌、维生素A、胡萝卜素等营养素，有助于促进小儿生长。

制作 · How to do

①将猪肉末放入碗内，加入葱头末、面包粉、鸡蛋液混合均匀，做成椭圆形的饼；

②把黄油放平底锅内烧热，放入肉饼煎炸至熟，放入盘内；

③将番茄丁、番茄酱和肉汤一起下锅煮，待黏稠后盛出，浇在煎好的肉饼上即成。

麻心肉丸

【原料】瘦猪肉30克，菠菜100克，芝麻5克，香菇5克，白糖10克，黄酒、精盐、味精、淀粉各适量。

【用法】随量食用。

【功效】本食谱香气扑鼻，营养丰富，促进生长。

制作 · How to do

①菠菜洗净，切成3厘米长，用沸水氽过，铺放在盆内；

②用熟油浇在菠菜上，加入适量精盐、味精拌和；

③猪肉剁成肉酱，加入少量水、味精、精盐，搅拌均匀后做成丸子；

④芝麻研成粉，香菇切成细末，加入白糖、生粉、味精、黄酒，拌匀后做成小丸子；

⑤将芝麻小丸子嵌入肉丸内；

⑥油锅七成热，下丸子，炸成淡黄色，沥干油，放在菠菜上面即成。

奶油白菜

【原料】大白菜250克，鲜牛奶50克，熟猪油10克，精盐5克，味精2克，淀粉3克。

【用法】随量食用。

【功效】本食谱富含维生素C、蛋白质、脂肪、钙、磷、铁等营养素，有助于促进小儿生长。

制作 · How to do

①将白菜洗净，切成3厘米长的小段；

②把炒锅上火，放入熟猪油烧热，稍凉，倒入白菜条，再加些肉汤或水，烧至七八

成烂，加入精盐、味精调味；

③将淀粉用少许水调匀，再将牛奶加在淀粉内调匀，倒在白菜上成为乳白色汁液，再烧开即成。

2～3岁幼儿一周食谱举例

在安排小儿食谱时，应注意热能及营养的需要，食品要多样化，品种搭配要合理，如粗细粮搭配、荤素搭配、干稀搭配。下面一周食谱，可供参考。

星期一

早餐　豆浆、金银卷、酱豆腐。

中餐　卤面（猪肉虾皮、鸡蛋、番茄）、豆腐丝。

晚餐　肉片炒熏干、小白菜、软饭、菠菜汤。

星期二

早餐　牛奶、油盐花卷、肉松。

中餐　肉末豆腐、素炒柿子椒、鸡蛋番茄汤、软饭。

晚餐　猪肉茴香包子、拌豇豆。

星期三

早餐　大米绿豆粥、千层饼、五香豆腐干。

中餐　包子（猪肉、韭菜、虾米、鸡蛋）、黄瓜汤。

晚餐　肉片炒扁豆、腐竹烧丝瓜、软饭、豆腐汤。

星期四

早餐　牛奶、豆沙包、花生米。

中餐　鸡块、肉末茄子丁、冬瓜汤、软饭。

晚餐　骨头汤馄饨、素炒蒿子秆、小窝头。

星期五

早餐　小米粥、馒头、咸鸭蛋。

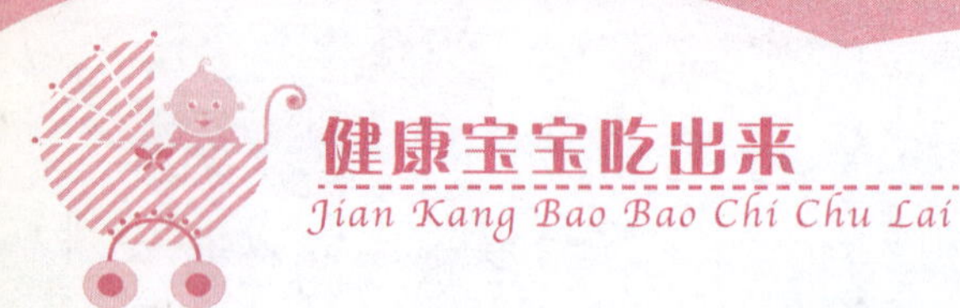

中餐　　牛肉马铃薯块、番茄冬瓜、黄豆汤、软饭。

晚餐　　木须肉（猪肉、鸡蛋、黄花、黑木耳）、馒头、丝瓜汤。

星期六

早餐　　牛奶、糖麻酱卷、咸菜丝。

中餐　　三鲜水饺（肉末、韭菜、鸡蛋、虾米）。

晚餐　　肝末豆腐、素炒菜心、小白菜汤、软饭。

星期日

早餐　　玉米面粥、糖包、肉松。

中餐　　红烧鸡块、海米冬瓜汤、软饭。

晚餐　　面片汤（鸡蛋、小白菜、肉末）、红烧肉、麻酱花卷。

除三顿饭之外，还可以在上午10时左右，下午3～4时增加水果、点心等间食。